I0407502

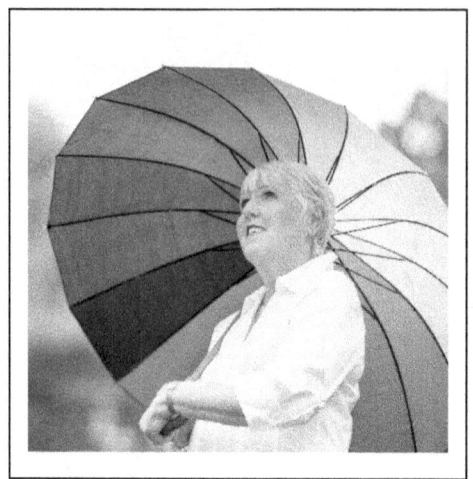

ENCUENTROS

PERSONALES

CON

CÁNCER

[PULMÓN, VEJIGA, METÁSTASIS, PRÓSTATA, LENGUA, SENO]

MARGARET

PHALOR BARNHART

autora y editora

Minerva Mejía Kong

Translator/Traductora

HISTORIAS PERSONALES

Crystal Papasan -Cáncer del Pulmón

Jack—Cáncer de la Vejiga

Linda Fajardo—Cáncer del Seno con Metástasis

Ken Neely—Cáncer de la Próstata

Miriam—Cáncer de la Lengua

Margaret Barnhart—Cáncer del Seno

Libro de Bolsillo: ISBN: 13:978-1542441629

TABLA DE CONTENIDOS

CREDENCIALES DE LA AUTORA

Margaret Phalor Barnhart es graduada de:Capital University, Columbus, OH, 1962:Bachillerato en Educación

Miami University, Oxford, OH, 1970: Maestría en Orientación y Consejería

Wright State University, Dayton, OH, 1988, Maestría en Terapia a Base de Arte

M. P. Barnhart fue maestra y consejera de primaria por 17 años en varias comunidades de Ohio

Autora: "Breast Cancer, an Emotional Journey," 2016

Colaboradora a libros y artículos de revistas

2014 Ganadora de *Words of Inspiration (Palabras de Inspiración) competencia American Breast Care*

Miembro de la Iglesia Comunidad de Cristo 2015 Comisionada al *Stephen Ministries (Ministerio de Stephen)*

Vive en Tucson, Arizona

Para presentaciones: margeb730@cox.net

Sitio de *Web:* www.margaretbarnhart.com

TRIBUTOS

"El mejor cumplido que puedo darle a Margaret Barnhart y sus escrituras---y he leído y distribuido varias en mis visitas clínicas a pacientes de cáncer y sus proveedores de cuidado-es que sus escrituras son pertinentes, holísticamente pertinentes, y afectuosas. Los dos aspectos de la autora: su experiencia personal con el proceso del cáncer y su relevancia bíblica, la han convertido en una sobreviviente consejera y mentora tierna y compasiva. Barnhart no escribe en manera presuntuosa, sino como una compañera comprensiva, empatizando con los retos del cáncer, aún presentando su fe inquebrantable en la providencia de Dios.

Carl Smith, PHD

Sirvo al Señor a través de las enseñanzas bíblicas, misericordia y compasión a la puerta trasera de Europa (Rumania).

La Verne escribe,

"Yo te he dicho esto, que en mí tú podrás tener paz. En el mundo tendrás tribulaciones. Pero se fuerte; yo he superado el mundo." Juan 16:33

"En un estilo de escritura penetrante, Margaret Phalor Barnhart permite al lector ser íntimo al comunicarse con su historia y las de cinco valientes personas afligidas con una variedad de cáncer.

Frente a una realidad temerosa y a veces circunstancias abrumadoras, cada uno comparte su lucha contra esta enfermedad amenazadora. Sus historias son inspirantes, y sus victorias son un testimonio al poder de la fe, esperanza, y fortaleza.

Las enfermeras de *Arizona Oncology* escriben,

"Lectura fácil y ligera de leer. Buen esfuerzo al captar y relevar el espectro del cuidado del cáncer, y los retos diarios que cada paciente y su familia atraviesan mientras viven con cáncer.

La autora ha capturado muchas experiencias honestas y naturalmente humanas mientras intenta revelar la verdad de vivir con cáncer. Los detalles varían a través del libro dependiendo en cada experiencia individual. Algunas historias de las experiencias de vivir con cáncer, te dejan queriendo saber más.

La autora expone una pasión hacia los pacientes quienes viven con cáncer en un tema que permanece tabú (indiscutido) para las personas que no han sido tocados por esta enfermedad. Disfrutamos al leerlo."

PREFACIO

Conducía hacia el este en Speedway Blvd., el chubasco fuerte gradualmente disminuía, y el sol se asomaba a través de las nubes. El sol estaba a mi derecha por la parte trasera del auto. Cuando miré hacia mi izquierda, vi el primer destello de un arco iris.

Las obscuras nubes al otro lado del arco iris ya bien formado, intensificaban los colores. Las nubes eran el origen de la tormenta.

Una diagnosis de cáncer crea una tormenta. No importa que tan considerado sea el médico, al hacer la declaración, el individuo afectado es impactado fuertemente. Aunque el paciente parece estar escuchando, es común que su mente se desvíe y no escuche lo demás que diga el médico.

Años atrás, el ser diagnosticado con cáncer, era una sentencia a muerte. A finales de 1940, a la edad de 30 años, mi padre fue diagnosticado con *Hodgkin's*. El doctor le dijo a mi madre que se preparara para la muerte de su esposo. Sin embargo, los tratamientos de Rayo X (radiación) tuvieron éxito, y mi padre vivió una vida activa por 40 años más.

Las historias relatadas en este libro son verdaderas, y aprecio mucho a aquellos quienes compartieron su experiencia personal con el cáncer. Hubo personas a quienes les pedí que participaran al relatar su experiencia, pero escogieron no compartir su experiencia, similar a quienes se van a la guerra y regresan a casa sin querer compartir. Me encantó cuando Jack me dijo, "¿No quiero disgustarte, pero quién va querer leer esto?"

Mi meta al exponer estas historias es darle al lector una vista interna al cáncer desde diferentes perspectivas. Ningunas dos experiencias son iguales. El tratamiento para una persona quizá no funcione para otra.

Los sentimientos expresados en la historias son universales, pero serán diferentes en intensidad. Las reacciones a esos sentimientos también van a variar. Los diagnósticos, el tratamiento, la edad, y las circunstancias traerán diferentes resultados.

El leer este libro los expondrá a un conocimiento de que la esperanza existe. La espiritualidad tendrá su lugar al igual las creencias religiosas específicas de cada uno.

Los colaboradores han sido diagnosticados con varias formas de cáncer; incluyendo cáncer del pulmón, cáncer de la vejiga, metátesis después de cáncer del seno, cáncer de la próstata, cáncer de la lengua, y cáncer del seno de la autora. Un alto porcentaje de personas quienes han sido diagnosticadas con cáncer viven y funcionan en el mundo hoy.

Margaret Phalor Barnhart

Autora y Editora Cristiana

CRYSTAL

CÁNCER DEL PULMÓN

EDAD 61 AÑOS

CUANDO FUE DIGNOSTICADA

CRYSTAL - Cáncer del Pulmón

Yo soy sobreviviente y mi historia empieza hacia los fines del año 2000 cuando mi esposo y yo nos mudamos desde Dayton, NV a Tucson, AZ. Todavía estábamos desempacando cuando nuestros buenos amigos y compañeros de viajes a remolque de Chico, CA, nos visitaron a principios de enero del 2001. Ellos iban hacia Bahía Kino en México por el puerto de entrada de Nogales, Sonora México.

La Patrulla Fronteriza los detuvo para revisar su auto. El esposo de Carol olvidó que traía un rifle guardado en la parte trasera de la camioneta. Esto inmediatamente interrumpió sus planes de viaje cuando el rifle, la camioneta, y su casa remolque fueron confiscados y el esposo de Carol fue detenido.

Carol tuvo que pasar la noche en Nogales, Sonora. Al día siguiente, yo viajé a Nogales, Sonora a recogerla y traerla a Tucson. El viaje de ida tomó hora y media. Luego, para llegar hacia la prisión, estacionamos mi auto y tomamos un taxi. Todos los días viajábamos desde Tucson a Nogales para visitar al esposo de Carol en la prisión. Lo libraron en marzo del 2001.

Durante este tiempo estresante, yo desarrollé una tos, pero estaba muy ocupada ayudando a mis amigos de manera que no busqué ayuda médica. (Después de todo, sólo era una tos.) Una vez que nuestros amigos habían regresado a Chico, decidí que sí necesitaba ver a un médico. Sin embargo, como éramos nuevos residentes a Tucson, no estaba establecida con ningún médico. Fue difícil encontrar un médico que aceptara pacientes nuevos.

A principios de abril del 2001, pude ver a una enfermera practicante quien dijo que muchas personas contraen Fiebre del Valle (Valley Fever) cuando vienen a Tucson. Para descartar eso, fue necesario hacerme estudios de laboratorio y tomarme una radiografía. Más tarde, ese mismo día, el médico me llamó y me dijo que había una masa (tumor) en mi pulmón izquierdo, del tamaño de un huevo. La noticia me sobresaltó

Así pues, empezó la excursión de tomarme biopsias, escáneres de tomografías (CT scans), tomografías por emisión de positrones (PET scans), y finalmente ver a un oncólogo que dijo que a mi edad de 61 años, yo estaba bastante joven para tratarme agresivamente.

Después de 22 tratamientos de radiación y 4 sesiones de quimioterapia, me sentí muy fatigada y era difícil dormir. Me aconsejaron que me sentara en una tina de baño con agua tibia y que bebiera té negro.

En agosto, se hizo la decisión de quitar la masa (el tumor). Me notificaron que el médico que estaba programado para hacer la operación, se había quebrado su brazo cuando andaba patinando en su vacación. Tenía el brazo enyesado, de manera que el lugar de hacer la operación, iba a supervisar a su asociado al quitar el lóbulo de arriba en mi pulmón izquierdo donde estaba colocado el tumor.

Se esperaba que me dieran de alta del hospital en 3 o 4 días. Diez días después todavía estaba allí porque la herida continuaba supurando.

El reporte después de la operación indicó que el área alrededor del tumor estaba libre de cáncer. Los ganglios linfáticos también estaban libres de cáncer. Me dijeron que si hay una recaída, típicamente sucede dentro de los primeros 2 años.

Domingo, 26 de agosto del 2001. Gracias Dios por ayudarme con esto. ¡Qué maravilla estar en casa! El estar en el hospital con todos esos tubos es muy pesado. La cama y la almohada nunca se sienten bien allí. Ahora ya tengo mi propia cama y mi propia almohada.

Tenía dolor en el área de la operación y donde el tubo salía en mi lado izquierdo. También tenía dolor en la espalda. No me sentía bien. El médico me recetó medicamento para el dolor y me ayudó.

Varios días después, fui al centro comercial y caminé. Me cansé. Nadie me dijo lo que hiciera y no hiciera después de todos los tratamientos.

Diez de octubre y todavía tengo dolor en mi espalda y mi lado izquierdo cerca de me seno. Me bañé en hidrantes. Cada mañana toso, pero todavía camino regularmente. Caminé una milla hoy. Yo pensé que para estas fechas iba a estar mejor.

En noviembre asistí a una junta de un grupo de apoyo. Tenía una cita para ver a mi neumólogo. El quería saber si estaba usando mis inhaladores. Sí. Puesto que ya no tenía síntomas, no hice más citas con él.

Tenía problemas con dormir la noche completa. ¿Qué eran estos ruidos raros en el lado izquierdo, en el área de mi seno? Hice una cita para ver mi oncólogo quien dijo que las radiografías mostraban que todo estaba bien y que ahora tenía una base para referencia en el futuro. Los análisis de laboratorio mostraron anemia, pero eso se solucionó antes de mi siguiente análisis de sangre.

Se ordenó una exploración de escáner tomografía (CT scan) dentro de dos meses. ¿Ruidos raros? ¿Quién sabe? De vez en cuando despierto con un dolor intenso en el área del seno izquierdo, y luego se me hace difícil volver a dormirme.

Son los principios de diciembre y me siento estresada por los cumpleaños y la Navidad. La madre de mi esposo se vino a vivir con nosotros y se quedó por los siguientes seis meses. Eso también fue estresante. Por fin estuvo 3 años en varios asilos de ancianos.

He sobrevivido. Ya no soy una paciente con cáncer del pulmón, y ahora estoy involucrada con grupos de apoyo, y estoy buscando maneras de ayudar con detección temprana. Hay personas que a menudo me preguntan si yo fumo o fumaba.

Mi respuesta a esa pregunta es "Sí" Sí fumaba. Sin embargo, yo dejé de fumar 17 años antes de ser diagnosticada con cáncer. ¿Por qué hace la gente esta pregunta? Me hace sentir que yo soy responsable.

Quizá mis Años de fumar sí me llevaron a un diagnóstico de cáncer del pulmón. Sin embargo, humo de segunda mano y el medio ambiente también pueden causar cáncer del pulmón. Si tienes pulmones, puedes contraer cáncer del pulmón.

Más mujeres que hombres están siendo diagnosticadas con cáncer del pulmón. La detección temprana es crítica. Un síntoma temprano es una tos seca. Continuaré mi lucha de promover detección temprana e información acerca del cáncer del pulmón.

JACK

CANCER

de la

VEJIGA

EDAD 70

CUANDO

FUE

DIAGNOSTICADO

JACK – Cáncer de Vejiga

En 1920, nació un niño llamado Jack. El vino al mundo durante la Depresión. Su hogar estaba en Milwaukee, Wisconsin.

Era una casa chica en el lado oeste de la ciudad. Se pudiera decir que era el vecindario de la gente pobre.

La Fundición era donde muchos de los hombres trabajaban.

Jack se fue de la casa después de graduarse de "*high school*" para ir a pelear en la Segunda Guerra Mundial. Fue llamado al ejercito al *"Army Air Corp"* y trabajó como un instructor que entrenaba a los pilotos en equipo de simulación y en el aire. Aunque no era piloto certificado, él podía volar un avión si era necesario.

Ahora él piensa que todo fue estúpido; pero él se convirtió en un fumador de cuatro cajetillas de cigarros al día. Después de su servicio militar, regresó a su casa a vivir con sus padres en su casa de una recámara.

Trabajó algún tiempo en la fundición y empezó su educación de colegio en la sucursal de Milwaukee de la Universidad de Wisconsin, y completó el programa de dos años en artes liberales.

Jack también trabajó con el Partido Republicano, ayudó al gobernador a establecer un sistema de bocinas. Le pagaron $14.00 a la semana. El gobernador ganó la elección y esto dejó a Jack sin empleo.

Después Jack trabajó con la Compañía Falk. Ellos fabricaban varios tamaños de engranajes. El trabajo de Jack consistía de ser un cronometrador y producir reportajes del tiempo que tomaba hacer el trabajo. El se inscribió en la Escuela de Gestión un la Universidad *Northwestern*.

Después de dos años y medio, el se graduó en mayo de 1949. Ahora Jack tenía dos títulos, uno en Gestión de Producción, y otro en Administración de Personal.

La madre de Jack trabajaba como empleada y conocía una joven que quería que Jack conociera. Después de todo, Jack ya tenía treinta y un años y todavía vivía con sus padres.

Jack se sentía incómodo y fuera de lugar porque esta joven vivía en la parte este de Milwakee. En otras palabras, venía de una familia que tenía mucho más dinero que la de Jack. La diferencia en edad también lo preocupaba. Él tenía 31 años y ella 23.

Sin embargo empezaron a salir y se entendían bien. En Navidad él le regaló un anillo de compromiso y se casaron en abril de 1951 y estuvieron juntos por más de 60 años.

El padre de su esposa era el presidente de la Cervecería *Pabst* cuando Jack aún trabajaba en la fábrica de metal. La fábrica fue vendida a la Corporación *Falk*. Jack fue empleado allí. Con su experiencia y su educación, el pronto subió a nivel de administración. Se le llegó a conocer por prevenir que la Corporación *Falk* fuera sindicalizada. Pronto Jack fue promovido a Vicepresidente.

Él y su esposa tuvieron dos hijas. Madre e hijas asistían a la iglesia, pero él no estaba interesado en eso. Es más, él tenía 85 años cuando empezó ir a la iglesia y fue bautizado.

En 1990, a la edad de 70 años, Jack notó que tenía que orinar más seguido. Se le hizo una cistoscopia.

La cistoscopia puede examinar el área de la vejiga entera. El médico utiliza un tubo delgado con luz que puede ser insertado por la uretra y hacia la vejiga. Una pequeña cámara de video está colocada en la punta, y esto permite al médico que vea hacia dentro. Agua salada y esterilizada es inyectada a través de la cistoscopia, lo cual hace que la vejiga se extienda y esto haga fácil examinarla. (*WebMD.com* sitio de web)

Su amigo médico calmadamente le dijo que tenía cáncer de la vejiga. Al principio, Jack se sobre saltó. Este era un nuevo mundo que se abría para él---y no uno del cual quería ser parte.

Se dio cuenta que tenía una opción, el seguir un tratamiento o no seguir uno. Su esposa estaba a su lado. El urólogo, amigo de Jack, se jubiló, de manera que empezó su tratamiento con un urólogo nuevo.

Por un largo tiempo, él iba a la oficina donde un tubo largo era insertado en su pene y unlíquido era inyectado. Llegó al punto cuando todos acordaron que se suspendiera el tratamiento. Jack era evaluado cada tres meses.

¡Reaparición!

Esa es una palabra que nadie quiere escuchar. Esta vez, fue decidido que el quitar parte de la vejiga era la mejor opción. El médico explicó con algunos dibujos para que Jack mejor pudiera comprender lo que tenía al frente. Se escogió una fecha. Jack estaba en una camilla en las afueras del quirófano cuando llegó su pastor. Los dos, incluyendo el cirujano, rezaron para un buen resultado.

Después de la cirugía, fue necesario quitar coágulos de sangre. Eso consistía de poner un catéter para así inyectar el líquido que disolviera los coágulos. Este procedimiento era extremadamente doloroso para Jack quien gritaba de dolor.

La vida volvió a su estado normal y los partidos de golf eran una fuente de placer. Uno año después, el cáncer volvió, y Jack fue referido a un oncólogo. Empezó quimioterapia; él estaba dispuesto a morir, pero acordó hacer la prueba con un nuevo tratamiento que involucraba infusión.

Al entrar al cuarto de infusión fue una experiencia impactante para Jack. Había cuatro filas de mujeres en sillones con cinco a seis mujeres en cada fila. Todas estaban conectadas a tubos. Jack era el único hombre.

Le dieron una inyección con medicamento para combatir la nausea, y después de quince minutos, empezó la quimioterapia, la cual duró cincuenta minutos. Al principio, todo iba bien. Después cambió su recuento sanguíneo y él se sintió muy mal.

Las infusiones permanecieron por ocho semanas. Jack estaba horrorizado de que el medicamento costaba $8,000 a la semana. Lo pagaba el seguro, y él no perdió su cabello.

En el plan de tratamiento después seguía radiación que era dirigida hacia su vejiga y los huesos de la cadera. Esto tomó 30 sesiones una vez por semana. El cáncer de la vejiga dejó a Jack con dos terceras partes de vejiga y debilidad en sus piernas. Jack ya no tiene fuerzas para jugar golf.

Jack y su esposa viajaron a varios lugares en Arizona. A su esposa le gustaba enseñar a los niños a través de historias indígenas auténticas.

Jack tiene más de 90 años ahora. Su esposa falleció hace varios años.

Algunos análisis mostraron una mancha en un área de su pulmón, pero no hay ningún plan para tratarlo. Jack tiene muy buenos vecinos y amistades. ¡Le gusta ir a la iglesia, y se da gusto de un trago de whisky escocés todos los días!

LINDA

CÁNCER del SENO CON REAPARICIÓN DE CARCINOMA DUCTAL INVASIVA Y METÁSTASIS

Edad 52 cuando fue diagnosticada

Linda—CÁNCER DEL SENO CON REAPARICIÓN DE CARCINOMA DUCTAL INVASIVA Y METÁSTASIS

En agosto del 2011, fui diagnosticada con carcinoma ductal invasiva en mi seno izquierdo y "una masa (tumor) sospechoso" en mi seno derecho.

Tuve dos mamografías, radiografías, una biopsia guiada por ultra-sonido, y una exploración de resonancia magnética *(MRI)*. Mis senos estaban morados, negros, y azul de todas las exanimaciones. Mi diagnóstico cambió de carcinoma del seno bilateral con diferentes sub-tipos.

Extrañaba mucho a mi esposo John, mi roca, mi recordatorio de fe, mi amor, John quien siempre me aseguraba, "Todo va a estar bien." Si él todavía estuviera en vida, yo no necesitaría de apoyarme en nadie más.

Permanezco con mis pensamientos...¿Qué es el cáncer? ¿Es real? ¿Me puede hacer daño? En toda mi vida de practicar mi fe, hay una cosa que se con certidumbre, que Dios es el único creador y Él crea lo Bueno. Todo lo demás no es real, más bien temporal un sueño quizá, como el "Sueño de Adán" en Génesis del cual nunca despertó. Estoy tratando de balancear mis pensamientos y mis mundos, espiritual y físico. Casi sin pensarlo, cierro mis ojos y repito el verso que aprendí tan bien.

"No hay vida, verdad, inteligencia, ni substancia en materia. Todo es Mente infinita y su infinita manifestación, porque Dios es todo en todo. El espíritu es Verdad inmortal; la materia es error mortal. El espíritu es lo real y eterno; la materia es lo irreal y temporal.
El espíritu es Dios, y el hombre es su imagen y semejanza."
<u>Science and Health with Key to the Scriptures</u>
por Mary Baker Eddy, página 468

Gracias a Dios.

Mi decisión de tener una doble mastectomía en septiembre del 2011 fue hecha rápidamente; consideré mi historia familiar y un gran número de otros pensamientos. No estaba sorprendida, o temerosa o molesta Había sentido un bulto (tumor) en el seno desde antes que John falleciera. Estaba ocupada enseñando mi clase, cuidando del hogar, y atendiendo a las necesidades de John.

Después de que él pasó a mejor vida en el 2007, me enfoqué en enseñar mis clases y me estaba preparando para jubilarme. No podía preocuparme con mis problemas médicos; había otras cosas que ocupaban mi atención.

El diagnóstico fue algo que superar y seguir al frente. Recuerdo haber pensado, esta es la manera de obtener los "senos perfectos" que siempre añoré. El seguro pagaría por las cirugías y la reconstrucción porque no sería cirugía cosmética sino cáncer. De verdad era tan superficial?? Siempre pensé que yo veía más haya de lo superficial y aquí lo estaba haciendo. Hmmm forraje para el pensamiento.

A consecuencia de estar tan enfocada en mis "senos perfectos" no me eduqué acerca de la cirugía y la recuperación. La recuperación inmediata después de la cirugía parecía ir bien; nada fuera de lo ordinario. Estuve en el hospital una noche, me dieron de alta al siguiente día con sistemas de drenaje prendidas a mi blusa y enormes vendas sobre el área donde habían estado mis senos.

Me sorprendió la cantidad de vendas, las enormes cicatrices y la inhabilidad de poder usar mis brazos durante mi recuperación.

Mi hermana vino desde Wisconsin para quedarse conmigo por una semana, y me dio mucho gusto que ella estuviera aquí. ¡No podía levantar un jarro de leche o una olla para hacer una sopa; o conducir mi carro por dos meses! Después de esa semana, otros seres queridos vinieron a ayudarme porque yo todavía tenía que estar en una silla o en la cama, con mis brazos elevados con almohadas al lado de mí.

Mi cirujano me declaró "sana" una semana después y me presentó con una sandalia de playa rosa. Ella quitó el drenaje izquierdo y dijo, "Avísame cuando el drenaje de líquido en el lado derecho disminuya y estés lista para sacar el drenaje."

La enseñanza siempre estaba en mi mente. Me sentía bien, de manera que informé a mi director que iba a regresar al trabajo. El estaba feliz. Sin embargo en mi primer día de regreso, tuve que irme a casa a medio día porque empecé a sangrar a través de las vendas y en mi ropa.

Continué sangrando y llamé a la oficina de la cirujana para que me aconsejara. Me dijeron que pusiera presión en la herida.

Al siguiente día exigí ver a la cirujana porque algo estaba mal. Ella descubrió que tenía un túnel de ocho centímetros en mi lado derecho que necesitaba succionarse para sanar.

Aparentemente yo no iba poder volver a la escuela tan pronto como pensaba. Para poder cualificar para cuidado de enfermería en casa tenía que permanecer en casa.

La enfermera venía a mi casa cada que otro día a quitar las esponjas y los tubos. Usaba un "Q-tip" extra largo para limpiar y medir el túnel. Después remplazaba las esponjas estériles y sujetaba la máquina aspirante a tubos nuevos. Este procedimiento continuó por tres meses.

Mis estudiantes tuvieron un mes conmigo como su maestra al principio del año escolar antes de mi cirugía. Me preocupaba mi clase. El aprendizaje de mis alumnos de tercer año era interrumpido por tener varios suplentes.

Quería mantener toda la consistencia posible de manera que continué escribiendo los planes de lecciones y corrigiendo papeles en casa. Mis colegas bondadosamente me traían los papeles de los estudiantes. Esto resultó más difícil de lo que pensaba—escribía sólo con mi mano izquierda porque la mano derecha aún no sanaba completamente.

Sentía que estaba robando a mis estudiantes, sin embargo, yo, su maestra necesitaba recuperarse. Regresé a trabajar una semana antes de la vacación de Navidad después de que sanó mi seno derecho.

Los niños estaban felices de verme y este sentimiento era mutuo. Sin embargo, pronto me encontré que me sentía fatigada antes de que se terminara el día y me impacientaba fácilmente.

Faltaban seis meses hasta el fin del año escolar y mi jubilación.

El cirujano dijo que ya estaba lista para platicar acerca de próstesis. La Sociedad Americana del Cáncer tiene un centro de intercambio donde individuos pueden recibir servicios y suministros. Las prótesis que escogí eran de esponja y estaban cosidas a un sostén. ¡Era bastante confortable, pero busqué otro diferente por el calor de los veranos en Tucson!

Mi médico me dio una receta para prótesis de silicona y un sostén especial que mi seguro médico cubrió. También ordené un par de prótesis ligeros de micro-grano del sitio *web* de la Asociación Americana del Cáncer-*Cuidado Amoroso y Cariñoso* y tanto como numerosas prendas de ropa interior para poner mis nuevos "no" senos.

Anticipando mi jubilación en junio del 2012, había investigado acerca de agencias de viajes, grupos de giras por un año. Encontré el grupo perfecto.

Decidí viajar con el Grupo Internacional de Personas Solteras. Tenían tarifas justas y podía obtener un cuarto para mi sola si pagaba un pequeño aumento en lugar de doble costo como lo hace la mayoría de las giras de viaje. Como iba a viajar con mis próstesis, me incomodaba la idea de tener una compañera de cuarto. La privacidad era esencial. Decidí que las próstesis de esponja se miraban mejor, y empaqué las de micro-grano como extras.

Irlanda—aquí vengo.

Salí de Tucson el 26 de abril del 2013, casi un año después de haberme jubilado de la escuela. Escogí el próstesis de esponja para llevar puesto en el avión. Estos tienen núcleos de metal de manera que el pasar por seguridad del aeropuerto pudiera ser una experiencia desafiante.

Después de poner todas mis cosas y zapatos en los compartimientos de radiografía, caminé hacia el arco de inspección (la arcada cribado). Caminé hacia enfrente como me dijo el personal de seguridad que hiciera y la alarma sonó. Me dirigieron a un cuarto de seguridad privado. Le dije al guardia que llevaba puesto un prótesis de senos que tenía núcleos de metal. Ella utilizó el detector de metales sobre mi cuerpo y me dio las gracias por me cooperación. Me dejó ir. Fue un desvío rápido y nada invasivo. Ahora ya sé la rutina y estoy bien con el proceso.

El itinerario era de Tucson a Filadelfia a Dublín---ocho días y siete noches de explorar cerros verdes y el campo de Dublín una noche; la Ciudad de Galway dos noches, Killarney dos noches; luego de regreso a Dublín por dos noches más. Esto fue un viaje muy memorable, y tengo 500 fotos de 20 sitios mayores para facilitar mi memoria. Me encantó Irlanda y me ocupé al mirarlo todo y tomar toda la información que mi cerebro podía procesar.

Hubo un par de días que escogí la prótesis de micro-grano porque era más confortable y pensé que sería mejor por la lluvia que había sido pronosticada. No quería que se mojaran mis senos de esponja. ¡Tomaría demasiado tiempo para que se secaran! ¡¿Cómico, no?! Estaba feliz de tener mi propio cuarto, me espacio privado para quitarme las prótesis (los senos) y relajarme.

El pasar por la seguridad del aeropuerto no fue problema por el resto del viaje. Me gustaría visitar el hermoso país de Irlanda otra vez.

Llegué a casa el 4 de mayo, necesité como una semana para aclimatarme y surtir todos mis tesoros del viaje. Ahora era tiempo de coordinar mis viajes a Bozeman, Montana y Las Vegas, Nevada. El plan era volar a Bozeman, Montana para visitar amistades, y de allí continuar a Las Vegas.

MONTANA

La belleza de Montana primero me llamó la atención en el aeropuerto de Bozeman—las enormes vigas y hermosos colores semejantes a la tierra. El aire libre es maravilloso en mayo, verde en todas partes, y temperaturas templadas. Mis amigos, Steve y Kanella viven en una cabaña en acres con árboles muy altos, arroyos claros y el Río Galatin.

Un día fuimos a *Yellowstone National Park*. Pasamos ríos crecidos y montañas nevadas. Mi viaje a Irlanda y ahora Montana amplió mi enfoque y quitó mi engoque del cáncer. Nadie se dio por enterado que había tenido una mastectomía bilateral. Después de ponerme mis senos falsos, y el resto de mi ropa sobre mi cuerpo, me veía como cualquier otra mujer. He estado luchando con la imagen de mi nuevo cuerpo y lloro mucho.

Una mañana me levanté de la cama medio dormida, ni pensé acerca de donde estaba y salí en mi pijama. Cuando me di cuenta que andaba sin senos, pronto me cubrí con una sudadera. Steve se fue a su trabajo, aparentemente ni se dio cuenta. Kanella aparentemente ni se dio cuenta. Kanella y yo estábamos solas cuando empecé a llorar abiertamente permitiendo que fluyeran mis lágrimas. Ella y yo tuvimos una buena plática entre mujeres. Esa fue la primera vez que alguien me vio sin senos o lo que es la apariencia de senos. ¿Esto es ser falsa? ¿El tener senos falsos? ¡Vuelta simbólica! Me veía a mi misma como que ya no era normal. Las cosas habían cambiado. Creía que necesitaba de actuar como que todo estaba bien, cuando no lo estaba. ¿Es esto ser positiva o tonta?

La naturaleza nos rodea y este lugar es maravilloso para meditar y despejar la mente. Pasé tiempo a la orilla del arroyo pensando, llorando, y hablando con Dios. El cielo estaba azul y brillante. Podía escuchar los pájaros. Tengo cariño y me siento tan bendecida. Gracias a mi Dios.

Pienso que cada momento tiene su propia realidad. Yo puedo escoger como me siento de momento a momento. El decir que tengo momentos de tristeza y un sentido de deformidad es verdad, pero eventualmente vuelvo a mi fe. ¡Allí encuentro paz, consuelo, propósito y la única verdad que sé. ¡Qué Dios, lo Bueno, es el único poder en mi vida. Las cosas van tan bien cuando me acuerdo de esto! Me fui de Montana mientras pensaba en la posibilidad de la reconstrucción de mis senos. Por lo menos debería de tener una consulta.

LAS VEGAS, NEVADA

Mi siguiente viaje este verano fue a Las Vegas, Nevada. El plan era encontrarme con unos amigos de Flagstaff e ir al primer cumpleaños de su nieta. Yo tenía una reservación en el *Palace Station Casino* más por el local.

Los cuartos en este hotel eran bien apropiados y yo me sentía bien cuidada simplemente por la decoración. Gocé de tiempo para mí sola, para poder pensar. Hice algunas encuestas en el *Internet* acerca de reconstrucción de senos y pasé más tiempo llorando.

Me fui de Las Vegas pensando en cómo amar a mi cuerpo tal como está. En verdad, el usar prótesis me hace sentir como que me estoy mal representando—no real—no soy yo. Tuve mucho tiempo para investigar y firmemente decidí que no quería reconstrucción. ¡No quiero tener desagües otra vez!

Ahora estoy en Tucson otra vez, en mi nuevo apartamento, revisando mis recuerdos de mis viajes. Han sido unos meses fabulosos –Primero Irlanda, luego Montana majestuosa, y por último Las Vegas. Hay mucho que procesar y digerir.

En los años que siguieron, viví una vida de semi-jubilada en varios papeles incluyendo de suplente en "mi escuela." Pronto me encontré con menos energía y paciencia para enseñar todo el día. Di gracias porque estaba jubilada y no tenía que hacer más de lo que podía.

Al final del 2013, yo todavía luchaba con la idea de usar la prótesis o no. Una mujer me dijo, "No es profesional y obviamente no te importa cómo te ves."

Hice mi decisión, puse los sostenes especiales y varias prótesis en un cajón para tenerlos disponibles en caso que cambiara de parecer. Francamente, me siento más cómoda con mi cuerpo, y caminó con dignidad.

Al caminar por el complejo de apartamentos, pensé acerca de a quien vería. Me dije, "Deja de caminar con la cabeza hacia abajo, Linda." Me pare recta y con confianza en mi misma a caminar por la banqueta. Cuando llegué a la piscina, vi que era la única nadadora—nadie más que yo.

Caminé hacia la piscina, estiré mis tobillos y los músculos de las pantorrillas, y empecé mi rutina de nadar. Brazas de pecho, brazas adecuadas, y después brazas estilo libre, así alcanzando un buen estiro con dada braza. No me sentí fuera de balance, es más,, me sentí bien al estar sola.

Después de secarme con el sol mañanero, me voltié para que me diera el sol en la parte de atrás de mis piernas. No podía recostarme completamente en mi pecho; me dolía. La combinación del aumento de ejercicio y el régimen de la mantequilla de cacao dejan un poco de dolor a través de mi pecho y las axilas. Me recosté sobre mis codos solo lo suficiente para no irme mojada a casa.

Iba hablándome a mi misma al caminar a casa. Afirmaba la evidencia de porque debería de sentirme con más confianza en me misma. "Tú eres sabia," me dije. Eso es lo que me dijera John.

Miré hacia arriba. El cielo estaba de un azul brillante. Podía escuchar los pájaros. Tengo opciones. ¡Tengo amor y me siento muy bendecida! Gracias mi Dios.

mayo del 2015 Reaparición

Noté unos pequeños bultos en la cicatriz de mi seno izquierdo, que no hubiese notado si hubiese escogido el procedimiento de reconstrucción. El diagnóstico fue cáncer recurrente y metátesis al revestimiento del pulmón (pleura). Yo anticipé lo que me dijeron, pero me preocupaba como decirle a mi mamá.

Al crecer, mi mamá me enseñó a buscar a Dios primero para saber la verdad. En el 2011 cuando le dije del diagnóstico, ella olvidó todas esas enseñanzas y yo tuve que recordarle de nuestra fe.

Ahora en el 2015 cuando le dije de la reaparición, ella lloró y me preguntó que había dicho el médico. No le tomó mucho tiempo recordar sus creencias. Al recordar me di cuenta que había dejado a Dios fuera de mi plan de tratamiento la primera vez, pero ahora seríamos socios.

Me restringieron de cualquier tipo de trabajo. Cantidades masivas de co-pagos, análisis, y costos de medicinas eran prohibitivas. Con la ayuda de un abogado solicité al Seguro Social por Incapacidad. Fue aprobado por el diagnóstico reciente. Ahora el estrés y la preocupación de cómo pagar mi tratamiento médico estaban resuelto.

El saber que toda sabiduría viene de Él, mi médico será guiado por Su sabiduría. Esos que practican la medicina también son guiados por Dios. Necesito de recordar esto. Esto es importante para mí porque yo verdaderamente quiero saber como la sanación espiritual y el confort físico (terrenal) se complementan uno a otro en ambos mundos.

Una vez más sé que Dios es el ingrediente en todos mis tratamientos. Tengo un rótulo en el espejo del baño que me lo recuerda.

Ahora estoy en tratamiento de medicamento. El primer tratamiento de quimioterapia borró los tumores en el revestimiento del pulmón (pleura). Ahora el cáncer del seno se ha metatizado en mi hígado y eso requiere otro medicamento. Los efectos secundarios so horrendos. Por lo menos puedo quedarme en casa a través de este periodo de tratamiento.

Recientemente he tratado mariguana medicinal para un dolor abdominal asociado con el medicamento *Xeloda.* Fui gratamente sorprendida que el dolor se me

Quitó, pero no estaba muy contenta de estar fumando de nuevo, aunque no es tabaco.

Aprendí el proceso de obtener una tarjeta de Arizona para Mariguana Medicinal, y voy a hacer la prueba con otras formas tal como aceite o cápsula. El proceso empezó con coleccionar un año de documentos medicinales y el hacer una cita con *Natural Healing Center* para ver uno de sus médicos.

En la cita, el médico revisó mis registros médicos y discutimos mis síntomas para determinar mi elegibilidad. El médico decidió que si era elegible y firmó todos los documentos necesarios. Mi solicitud para la tarjeta para Mariguana Medicinal fue sometida al estado. Todos los documentos se enviaron al Departamento de Salud de Arizona. Fue más fácil de lo que me imaginé.

Doy gracias a Dios que tengo una carrera como profesora. El ayudar a los niños a aprender y ver en sus ojos cuando comprenden algo es muy gratificante. Con el sistema escolar tengo una pensión y bastantes ingresos para pagar mis gastos.

¡Gracias mi Dios!

Ken

Cáncer de la Próstata

Edad 68 años cuando fue diagnosticado

Ken – Cáncer de la Próstata

Ken sirvió en el ejército (U. S. Army), e hizo dos giras de servicio en la República de Viet Nam donde los químicos *Agent Orange* fueron usados. A causa del químico *Agent Orange* muchos hombres fueron diagnosticados con cáncer de la próstata después de su servicio en el ejército. Ken empezó exámenes anuales de Antígeno Específico de a Próstata (PSA) empezando en 1980.

Adicionalmente, su médico de atención primaria empezó exámenes rectales digitales revisando la glándula que normalmente es del tamaño de una nuez.   En el 2012, los números de los exámenes *PSA* empezaron a subir.

Se ordenó una biopsia de la glándula de la próstata y análisis de sangre también se llevaron a cabo. Se utiliza la medida *Gleason* con números del 1 al 5 como medida para detectar cáncer. El número de Ken era bajo y el número de la biopsia era 2-3. Le dijeron a Ken que esperara seis meses.   Ken estaba preocupado de manera que empezó a hacer su propia investigación acerca del cáncer de la próstata.   WebMD, la Clínica Mayo, y la Asociación Americana del Cáncer son fuentes de información respetables.

Para el 2014, dos más biopsias habían sido hechas y el número de la medida *Gleason* ahora estaba elevado a 4-5. La reacción inicial de Ken fue "Vamos a hacer frente a esta condición." Ya estaba bajo el cuidado de un urólogo, un radiólogo, y un cirujano. Esto resultó confuso, y causó un dilema. Ken tenía que escoger opciones que podían impactarlo el resto de su vida.

1) El radiólogo explicó que la radiación mata todo para así detener la diseminación del cáncer. Puede incluir la colocación de gránulos que después serían radiados basándose en áreas donde la biopsia mostraba tejidos cancerosos.

2) El plan del cirujano era "cirugía preferida." El iba a retirar la glándula entera. La función del cuerpo podía cambiar a incontinencia (pérdida del control de la vejiga) e inhabilidad de mantener una erección. Si el cáncer estaba confinado a la glándula de la próstata, Ken sería considerado libre de cáncer después de esta cirugía.

3) Una tercera opción era "espera vigilante," y esto causaba ansiedad.

Después de más investigación, Ken decidió consultar otro cirujano quien había sido recomendado por amistades. El Dr. Sanjay Ramakuma, MD, del Instituto de Urología de Arizona, explicó que es la cirugía que él hace con más frecuencia (por lo menos 600.)

En una junta de hora y media con Ken y su esposa Gail, el cirujano explicó los beneficios de la cirugía *DaVinci*. Es considerado un procedimiento robótico porque el médico puede ver y aumentar el túnel de la glándula. Él manipula brazos y manos metálicas para mover un tendón o un nervio, ampliar el área de trabajo, y obtener una vista mejor dentro del cuerpo en tridimensional. Este método preserva la mayor funcionalidad posible. El paciente experimenta menos pérdida de sangre y mínimo dolor. Detalles y videos del proceso *DaVinci* se pueden encontrar en el *Internet* en *davincisurgery.com*.

Después de escuchar todos los detalles, Ken se sintió satisfecho que esta era la mejor opción para él. Confidente de que ahora tenía el cirujano y el método correcto para eliminar el cáncer de la próstata. Ken ingresó en el hospital el 14 de diciembre del 2014 con su cirugía programada para el día siguiente. Poco después de su cirugía, Ken pudo ponerse de pie y caminar alrededor de la cama. Al siguiente día caminó más. Tenía muy poco dolor y se fue a casa el 16 de diciembre con una bolsa de colostomía y un catéter, pero sin la glándula de la próstata.

Después de la cirugía un fisioterapeuta le enseñó a Ken unos ejercicios urinarios para que hiciera tres veces al día y le dijo que pronto iba a regresar a función normal. El catéter y la bolsa de colostomía fueron eliminados diez días después de la cirugía. Después el medicamento de *Viagra* proporcionó actividad sexual satisfactoria.

A Ken le sorprendió cuando le dijeron que todavía había algunas células de margen y que tenía que hacerse un análisis de sangre cada tres meses. Ahora sus números del examen *PSA* eran de 0.01 y 0.02.

La calidad de vida es importante para Ken y su esposa. Ella estuvo a su lado durante todo el proceso. Han asistido a varias juntas de grupos de apoyo y han beneficiado de los oradores y al escuchar las experiencias de otros con cáncer de la próstata.

Ken cree que la terapia física es esencial para la recuperación. Su urólogo lo apoya y es muy minucioso con el cuidado de Ken. Ken no se limita en actividades y está haciendo planes para viajar.

GAIL - ESPOSA Y COMPAÑERA DE CUIDADO

Ken y Gail han estado casados desde 1994. Gail estaba frustrada con el proceso de encontrar médicos y el no poder sentarse con todos ellos para una consultación. El médico de atención primaria de Ken ayudó a unir todo, y sus recomendaciones ayudaron. Ken pasó mucho tiempo investigando las varias opciones y se mantuvo con ánimo; nunca deprimido.

Ken estaba saludable antes del día en el cual se le dio el diagnóstico de cáncer. Así pues, se enfrentó al diagnóstico del cáncer como un proyecto que requería que él aprendiera todo lo posible antes de hacer decisiones.

"Ken toma buen cuidado de sí mismo y disfruta de lo que cocino," dice Gail. Han trabajado juntos para crear un régimen saludable. Gail dijo que su vida sexual es satisfactoria después de la cirugía de Ken. Ella está muy feliz con las decisiones que hizo Ken y siente que él obtuvo un cuidado médico excelente y una rápida recuperación.

A Ken le gusta jugar golf y Gail es instructora de yoga.

MIRIAM

CÁNCER DE LA LENGUA

EDAD 74 CUANDO FUE DIAGNOSTICADA

Miriam – Cáncer de la Lengua

diciembre del 2014 Nuestra Carta Navideña

Una Feliz Navidad y un bendito Año Nuevo es nuestro rezo para ustedes. Que el Amor de esta temporada los envuelva y los fortalezca.

Nuestras vidas diarias parecen ordinarias y rutinarias. Sin embargo, algunas cosas han cambiado. A causa de la enfermedad de *Alzheimer* de Chuck, él no ha jugado golf en más de un año. Yo tampoco estoy jugando golf, y he disminuido mis partidas de *bridge* para poder estar en casa con él. Chuck tiene problemas encontrando y formando las palabras adecuadas, por esto la vida social es difícil. Sin embargo, él siempre es amoroso y cariñoso e interesado en los demás. Nuestra vida es lo que es—y hasta ahorita todavía es buena.

Sus dos hijos ya adultos, Chuck y Cindi, viven con sus parejas y sus hijos en la parte del noroeste de los Estados Unidos.

La historia de Miriam fue tomada de sus correos electrónicos, los de sus hijos, y los indicados por paréntesis.

13 de enero del 2015 (Miriam)

Antes de la Navidad, Chuck y yo tuvimos una cita con nuestro dermatólogo. Ella encontró una mancha sospechosa en la parte trasera del hombro derecho de Chuck e hizo una biopsia. Era melanoma y ahora hizo la cirugía y quitó un pedazo del tamaño de una pelota de golf. Quitó todo y no pensó que era necesario dar más tratamiento.

Ella examinó unas llagas en mi lengua y mejillas y dijo que volviera a verla. Hoy, me durmieron y un trozo de mi lengua fue cortado y mandado para una biopsia. He perdido 60 libras porque hay dolor cuando trato de comer. El hablar también causa dolor. He sido diagnosticada con cáncer de la lengua.

Mi hijo Chuck voló a Tennessee el domingo, para acompañarme a mi cita con el oncólogo, y se regresará a Connecticut esta tarde. Fue muy bueno tenerlo aquí para discutir todo. Pasó varias horas sorteando nuestra gran colección de discos LP—haciendo tres pilas—1) donar 2) repasar 3) guardar. La pila de repasar me mantendrá muy ocupada por varios días.

11 de febrero (Miriam)

Me reuní una vez con el oncólogo. Él ha formulado los medicamentos que voy a tomar. El plan incluye quimioterapia una vez por semana por tres semanas, luego una semana de descanso. Esto durará como cuatro meses. Ahora la compañía de seguro tiene que revisarlo para dar su aprobación. Esto podría durar dos semanas. ¡*Suspiro*!

Me estoy preparando para empezar. El médico revisó el puerto médico que instaló y dijo que todo iba bien. Voy a reunirme con el médico de radiología de nuevo para dar principio a todo.

19 de febrero (Miriam)
La llamada llegó hoy. Mi primer tratamiento de quimioterapia será por la mañana del 26 de febrero. Va empezando.

24 de febrero (Miriam)
A principios de la semana pasada tuvimos una tormenta de hielo, después otra tormenta grande con aguanieve, gránulos de hielo y viento fuerte. Mucha de nuestra área está sin luz y calor. Los vecinos han estado viniendo Chuck

está aburrido sin televisión y sin computadora para sus juegos.

26 de febrero (Miriam)

Mi hijo Chuck condujo desde Connecticut para ir conmigo a mi primera cita de quimioterapia esta mañana. El puerto (entrada) fue lavado, la sangre fue analizada, y me dieron un intravenoso (IV) de *Benadryl* y un medicamento contra las náuseas.

Mi oncólogo vino y habló conmigo. Me preguntó para cuando estaba programada mi radiación. Le dije que el 9 de marzo. Todo paró. La quimioterapia y la radiación deberían de hacerse a la misma vez.

Me deprimí. Mi hijo Chuck partirá en la mañana para conducir hasta Connecticut. Gran decepción. Me dije, "Respira y sigue adelante."

9 de marzo (Miriam)

Mi hija Cindi vino desde Washington, D. C. para estar conmigo durante mi quimioterapia. Hoy era un día importante, pero no me siento diferente. Estoy muy agradecida por todas las tarjetas y oraciones.

Cuando voy al tratamiento de radiación me acuesto en una cama. Los técnicos me ponen una máscara en mi cara que previamente había sido proporcionada. Después me ponen un dispositivo por una apertura de la máscara y dentro de mi boca. Me dicen que lo muerda ligeramente. Esto es para asegurar que no mueva mi cabeza durante el tratamiento. La máscara está muy apretada, pero no incómoda.

Las amistadas y los vecinos nos han apoyado, proporcionando viajes al médico para mí según es necesario y manteniendo a mi esposo, Chuck fuera de peligro.

18 de marzo

He tenido dos tratamientos de quimioterapia y una semana y media de radiación. Todavía no siento efectos secundarios. Los médicos quieren que aumente de peso—algo primerizo en mi vida. Tengo problemas al masticar y nada sabe bueno. Cindi estuvo aquí por la primera semana. Me llevó a las citas, hizo las compras, cocinó, y cuidó a su padre además de otras tareas.

Cindi se fue el sábado y mi hijo Chuck llegó el domingo. Su empleo le permite trabajar en cualquier lugar y él estará aquí por un par de semanas. El quería estar conmigo para la quimioterapia y la radiación, pero por ahorita yo puedo conducir y le dejo en casa para que pase tiempo con su papá.

22 de marzo (Miriam)

Por dos días he tenido mucho sueño. Puedo dormirme nomás cierro los ojos. Despierto con dolor de garganta. Mis labios están inflamados y agrietados. No soporto pensar en comer o beber nada. He perdido diez libras esta semana. Mañana voy a recibir suero.

25 de marzo (Miriam)

Hoy iba a conducir a mis tratamientos, pero mi vista no estaba bien. De manera que Chuck y su padre me llevaron. ¡Después descubrí que era que llevaba puesto los lentes de me esposo! 1° de abril (hijo Chuck)

Mi madre fue admitida al hospital hoy. Su presión de sangre estaba baja, y notablemente había perdido fuerza y tenía problema al caminar. Va a la mitad de su tratamiento de radiación, y va a la cuarta parte de la quimioterapia. Ella no está tomando nada por la boca y no está hablando. Le insertaron un tubo de alimentación quirúrgicamente. No se reciben visitas, por favor.

La situación en casa se ha convertido algo compleja con mi padre porque él no recuerda ni comprende que mi madre está enferma. Estamos planeando moverlo a un local de vida asistida que está ubicado aquí cerca.

4 de abril (hijo – Chuck)

Mi madre regresó a casa hoy, y se moviliza con una andadera. Hemos hecho algunas alimentaciones por el tubo.

Le leí 6 páginas de correos electrónicos y ella sonrió con sus mejillas y sus ojos. Ella duerme la mayoría del tiempo. El amor de mi padre para mi madre es evidente aunque él no notó la ausencia ni el regreso a casa de mi madre.

9 de abril (Cindi)

Mamá tuvo la quimioterapia y la radiación hoy. Ella se siente más fuerte y está aumentando de peso. Ayer fue algo difícil. Mudamos a mi padre a un local de cuidado asistido cerca de aquí. Él estaba confuso y no comprendía porque estaba sucediendo esto.

Hoy mi hermano y mi esposo lo visitaron por la mañana. Un amigo lo llevó a almorzar, y yo lo visité por la noche. El está con mucho ánimo— hasta ha dicho que le gusta el lugar y la gente allí.

No tuvo ningún problema al despedirse. Me digo a mi misma—paso por paso. Va a tomarnos tiempo a todos para acostumbrarnos. Gracias por sus mensajes de apoyo y sus rezos. ¡Están funcionando!

11 de abril (Cindi)

Llevé a los niños a jugar béisbol con mi padre. ¡Qué divertido fue para todos!

15 de abril (Cindi)

Ahora nuestra meta es independencia. Mi madre está aprendiendo a usar el tubo de alimentación para administrar los medicamentos y el alimento líquido. Ya camina sin andadera, y está aumentando de peso.

El mantener un registro del azúcar en la sangre es un reto. Todavía necesitamos un buen sistema para despertar a mi madre cuando es la hora de "comer" y tomar sus medicinas. El medicamento para el dolor es adecuado, pero la hace sentirse muy cansada. Si no se despierta y se levanta, entonces el azúcar en su sangre va a estar muy bajo, y ella va estar muy confusa. Como ella tiene pérdida de audición, no oye el teléfono o la alarma.

17 de abril (Cindi)

Me quedaré con mi madre hasta que regrese mi hermano. Una enfermera visitante viene el lunes para evaluar las necesidades físicas al igual de ayuda de transportación.

Cuando visitamos a mi padre, él parece estar feliz, pero todos los días coloca todas sus cosas en su maleta. Hace unas cuantas noches, se salió del edificio con su maleta. Llovía afuera. El personal lo convenció a que regresara. Él en verdad no capta lo que está sucediendo.

Esta facilidad no es de encierro completo, por esa razón visitamos la facilidad *Victorian Square* que está a 40 millas de aquí. Es un asilo de ancianos con una unidad de cuidado de memoria—que quizá sea lo que nuestro padre necesite.

Seguiremos viendo opciones. Favor de seguir visitándolo. A él le encanta platicar, cantar, caminar por los prados, e ir por nieve (helado). El todavía tiene buen humor y se anima con la interacción con otros.

14 de mayo (Miriam)

Acabo de tener un tratamiento de quimioterapia y todo salió bien. Después tuve una breve consulta con el médico de radiación. Me alimenté, y ahora voy a sentarme y subir los pies por un rato.

19 de mayo (Miriam)

La vida es buena aquí. Hay algunos ocasionales contratiempos, pero día a día me siento mejor. La quimioterapia continúa por otro mes.

LA HISTORIA

DE UN SOBREVIVIENTE

Estaba mirando mi jardín el otro día y vi que mis plantas de peonía estaban floreando con unas flores de color rosa bajito. Los padres de Chuck vivían en Dearborn, MI y tenían un jardín de vegetales y flores. Cuando falleció su padre, vendimos la casa.

Tomé una de las plantas de peonía y las trasplanté en nuestro jardín en Dearborn. Floreció regularmente por veinte años. Después nos mudamos a TN. La planta de peonía fue una de las plantas que sobrevivió la mudanza. Fue sembrada en la tierra y no se le dio atención extra.

Ahora después de veinte años todavía está floreciendo brindando júbilo y esperanza. ¡No es planta que ganara premio, pero si es una planta sobreviviente!

El florecer donde se le planta ha de ser recordado. Brinda belleza y esperanza. Dios es bueno.

5 de junio (Miriam)

Cuando la radiación terminó hace dos semanas, pensé que todo iba ser más fácil. Creo que sí lo es, pero otros problemas tienen que ser resueltos. Me dicen que le de tiempo, y que trabaje con el terapeuta.

La radiación me dejó con una quemadura severa en mi cuello y la parte de arriba del pecho. Ahora ya está sanando y sólo permanecen dos áreas donde aún siento dolor. Tengo reflujo que hace la socialización y el dormir difícil. Nadie quiere oír que me ahogue y verme escupir. Sin embargo, todo va mejorando.

Luego está mi tubo de alimentación. Había estado trabajando bien, pero últimamente ha empezado a gotear y finalmente se desprendió. Por esta razón, fui al hospital. Bajo anestesia, me remplazaron el tubo de alimentación en elestómago. Después de una consulta con el oncólogo, me dieron una transfusión de dos unidades de sangre.

Mientras tanto, Cindi vino y se encargó de mudar a su padre a una facilidad de *Alzheimer* ubicada 40 millas de nuestra casa. Ella tuvo tantas decisiones que hacer en tan poco tiempo, y sin ayuda mía. Ella es fabulosa.

Mediante todo esto, he descubierto algunas cosas:

- Mi sentido de humor está aquí, pero la mayoría del tiempo está hondamente escondido.

- Estoy más enfocada en mí y más egoísta que lo que pensaba que podía ser. Sé que ahorita está bien (se espera), pero siempre me es sorprendente.

- Sabía que tendría los rezos y el apoyo y ayuda de mis amistades, pero ha sido abrumador. Tantos han ofrecido su ayuda. Las tarjetas vienen casi a diario. Los correos electrónicos me fortalecen y me apoyan. He sido bendecida a diario mientras mis amistades me aseguran que están rezando por mí a cada paso.

- El perder a mi esposo a la enfermedad de *Alzheimer* ha hecho una doble carga para nuestros hijos mientras ellos lloran por el padre que ellos conocían y amaban. Físicamente él está allí, pero esta enfermedad es cruel porque no reconocen a los miembros de la familia ni las amistades. Chuck era la definición de amor encarnada. Él era un buen golfista, un buen cantante, un hombre cristiano cariñoso y amable.

12 de junio (Miriam)

Esta semana fue buena. Ayer mi análisis de sangre resultó excelente, por eso tuve un tratamiento de quimioterapia—sólo me quedan dos más. Tengo dos quejas:

Queja # 1

Todavía tengo una severa quemadura de la radiación en mi cuello, los hombros, y la parte de arriba del pecho. En una junta con las enfermeras de la radiación, me dijeron que usara Áloe. Lo compré y lo usé. La siguiente semana me dijeron que usara *Aquaphor*. Lo compré y lo usé. La siguiente semana me dijeron que usara *Eucerin*. Lo compré y lo usé. También me sugirieron que usara mantequilla de cacao. Ninguno me ayudó. Finalmente me dieron una receta para *Silvadene* y eso sí empezó la sanación que yo desesperadamente necesitaba.

Queja # 2

Algunas personas del personal médico me dijeron que yo ya debería de estar tragando agua y hablando. Ayer dos enfermeras me sermonearon porque ya debería estar tragando y hablando. Entonces, vieron dentro de mi boca y se sorprendieron del número de llagas en mi lengua y comentaron que tan doloroso debe de ser. ¡Pues claro! Las cosas van mejorando, pero no tan rápido como todos quisiéramos.

Me encanta leer, y pensé que con todo este tiempo, podía pasarlo leyendo. Sin embargo, mi concentración limitada no me lo permitió. ¡Qué desilusión!

Me pongo más fuerte cada día. Hago todos los quehaceres de la casa y hasta he podado los arbustos! Mis amigos Naiad y Cindi me compraron ropa—todavía estaba usando mis blusas y pantalones muy grandes. Ahora ya puedo salir en público y lucir mi cuerpo de 147 libras.

16 de junio (Miriam)

Mi vida no es sólo acerca del cáncer. Mi secadora de ropa dejó de calentar a la edad de 20 años, de manera que decidí remplazarla. En el sitio de *web* de *Lowe's* encontré una con las características que quería y la ordené. Luego mi vecino sacó mi secadora vieja y la revisó. Encontró que estaba conectada a un enchufe de 110 voltios en vez de 220. Hoy vino un electricista y me dijo lo que había que hacer.

Tengo un tendedero en el garaje y los vecinos me han ofrecido el uso de sus secadoras. Todavía me maravilla como las amistades están dispuestas a ayudar en lo que sea que necesite. De verdad soy bendecida.

20 de junio (Miriam)

El tubo de alimentación se está goteando, de manera que básicamente no he recibido calorías ni nutrición por los últimos dos días. Voy en rumbo al hospital donde mi análisis de sangre salió bien. Mi análisis de la diabetes salió bien. Dos radiografías del pecho, una radiografía del estómago, suero por la deshidratación. Vino un médico a revisar mi tubo de alimentación. Ya no está en mi estómago. No estará nada dentro de mi cuerpo por las siguientes 36 horas. Mi amiga Sue, otra vez, fue genial. ¡Ella hizo las preguntas adecuadas, me cogió mi mano, y en eso encontré apoyo!

22 de junio (Miriam)

Mi alimentación en casa no fue bien. Una vez más la substancia no entró en mi estómago. De manera que de nuevo regresé al hospital donde permanecí por diez largos días. El tubo de alimentación está seguro y puedo alimentarme yo misma. Peso 138. No recuerdo nunca haber pesado 138.

Ayer tuve una cita con el oncólogo quien dijo que ya no necesitaba la última quimioterapia. ¡Qué bien! Él ha programado una tomografía por emisión de positrones (PET Scan) para el 9 de julio. Una vez más necesité y recibí ayuda de mis amistades locales. Soy tan bendecida.

Mi secadora nueva ha sido instalada y trabaja admirablemente. Una cosa más que puedo quitar de la lista.

¡Feliz Cumpleaños!

a mi nieto, Weller e hijo Chuck.

Me molesta que tantas ocasiones especiales se hayan pasado.

6 de julio (Miriam)

He terminado mi radiación y la quimioterapia. A diario me siento más fuerte. Mi hijo Chuck viene para ir conmigo al médico el siguiente lunes.

Cuando llegó la correspondencia hoy, había varias tarjetas de apoyo. Me puse a pensar de todos estos meses pasados cuando cada día ha habido una o más tarjetas en la correspondencia. Ha sido abrumador. Algunos de ustedes enviaron muchas, algunos varios, y otros nomás una. Todas me han enternecido.

Por favor sepan que he sentido su amor, su cariño, y su apoyo. Todavía no hemos terminado, de manera que sigan rezando. Que Dios los bendiga a todos.

Mi tomografía por emisión de positrones (PET Scan) fue temprano y todo salió bien. Después fui a mi cita de seguimiento de mi cirugía. El médico revisó las áreas afectadas y estuvo satisfecho. Me quitó las costuras. Regresé a casa, me alimenté, y ahora voy a trabajar en un rompecabezas.

13 de julio (Miriam)

Hoy vi al oncólogo para discutir mi tomografía por emisión de positrones (PET Scan) de la semana pasada, y cito: "Las áreas de la actividad anormal en la mandíbula izquierda no aparecen en este estudio. Existen pequeñas cantidades de actividad en la maxilar superior que puede estar relacionada con cambios periodontales." ¡Mejora general!

No habrá más radiación, ni más quimioterapia. El siguiente paso es ver al médico especialista de oídos, nariz, y garganta. El revisará el reporte y programará una endoscopia y una biopsia. Día a día me siento más fuerte y tengo más energía. 16 de julio (Miriam)

El especialista de oídos, nariz, y garganta no vio áreas sospechosas. Sin embargo, la lengua todavía no sana de necrosis y desprendimiento por la radiación. También vio hongos y bacterias que probablemente tome cuatro a seis meses para sanar. Ahora tengo varios diferentes enjuagues bucales los cuales utilizo con frecuencia y regularmente. NO vio ninguna razón para hacer una biopsia. Buenas noticias.

18 de julio (Cindi)

Primero algo de información acerca de mi padre. Cuando él estaba en la instalación de vida asistida *Fairfield Glade*, que no tenía servicios de ayuda de memoria, seguido les preguntaba a las mujeres, "¿Me das un beso?" Si decían que no, él se iba. Si decían que sí, él les daba un beso en la mejilla. Esto no era visto como comportamiento inapropiado en esta instalación

Desde que él se mudó a *Clarity Pointe* esta rutina continuó. Sin embargo, aquí a las mujeres que él les pide un beso, no pueden responderle y en realidad, no comprenden. Los residentes se están disgustando y los esposos de las residentes también se molestan, lo ven comocomportamiento inapropiado. La enfermera cambió su medicamento para alternar el estado de ánimo, y ha estado haciendo cambios por algún tiempo tratando de encontrar el mejor balance.

Esta semana, a causa de los medicamentos, o por la degeneración natural de la enfermedad de *Alzheimer's* , o la combinación de ambos, mi padre se puso bien agitado, combativo, hostil, y violento. El miércoles, él agitaba su palo de golf hacia la gente, y empujó a un miembro del personal contra la pared. Él está enojado, pero no es capaz de comunicar por qué.

El personal pudo sosegarlo y un amigo pastor vino y se sentó con él por un rato. El siguiente día no fue bueno tampoco, y finalmente ayer por la tarde, llamaron para que lo transportaran a la sala de emergencia porque era un peligro para el personal y los residentes.

Como no había cupo en el sala psiquiátrica, fue sedado y puesto en restricción. Se esperaba que fuera admitido para observación por un periodo de 48 horas, y que evaluaran sus medicamentos.

Acabo de hablar con alguien de la sala de emergencia. Mi padre está fuera de restricción, pero siempre está muy agitado. Están tratando de calmarlo lo suficiente para poderlo transportar a la unidad psiquiátrica de otro hospital. ¡Lo aceptarán sólo si no está combativo!

19 de julio (Cindi)

He estado en contacto con el *Hospital Park West* algunas veces a través del día. Mi padre ha sido admitido a cuidado crítico. Él va a permanecer allí por ahora sin planes de trasladarlo a otra facilidad.

Hoy él obtuvo un análisis de resonancia magnética (MRI) y una tomografía computarizada (CT Scan), y mañana me comunicaré con el médico acerca de los resultados de esos exámenes. Mi padre ha tenido visitas de médicos psiquiátricos quienes han llegado hacia su cuarto puesto que no hay cupo en la sala psiquiátrica. Creo que está en buenas manos.

22 de julio (Cindi)

Es un reto el tratar de dirigir el cuidado de mi padre desde tan lejos. Después de superar varios obstáculos para conseguir información, me he dado cuenta que mi padre aún está en la sala de cuidado crítico. Él no ha estado comiendo y periódicamente está en restricciones. Está desorientado y agitado. Se quitó la línea intravenosa (IV) e intentó irse. Es difícil para mí estar en casa a tan gran distancia, pero me aseguraron que hacer una visita ahora no es recomendado.

25 de julio (Cindi)

Tuve gran susto hoy. Llamé al *Hospital Park West* para que me pusieran al tanto, y me dijeron que a mi padre lo habían dado de alta. ¿Hacia dónde? No a *Clarity Pointe*. Finalmente me dijeron que él había sido admitido al Programa de Ancianos en *Park West*. Necesitaban de hacer una admisión nueva, de manera que seguían llamando a mamá. Ella no contesta el teléfono puesto que ella no puede hablar. Me frustré.

Desde que mudaron a mi padre a la sala de Comportamiento de Ancianos, él ha estado más confuso, más agitado, Y combativo. El personal de seguridad ha sido involucrado algunas veces, que da miedo, pero tiene sentido si mi padre no está en ningún medicamento psiquiátrico.

27 de julio (Cindi)

Mi padre ha mejorado. Él está fuera de restricciones, está comiendo, y está tomando una dosis baja de medicamento para la ansiedad. Yo

Sé que no hay curación para *Alzhéimer,* pero las conversaciones de hoy me dieron esperanzas que él va a poder volver a *Clarity Pointe* pronto.

31 de julio (Miriam)

Ya estoy hablando-palabras, no párrafos, de manera que llamadas por teléfono todavía no son posibles. La semana pasada fui al teatro local, jugué *bridge* y mañana voy a ir a un servicio conmemorativo en la iglesia. Estoy empezando a tener una vida de nuevo.

2 de agosto (Miriam)

Cindi recibió una llamada del hospital porque su padre fue admitido hace dos semanas por agresión relacionado con *Alzhéimer*, y ahora tiene insuficiencia renal aguda. No está produciendo orín—ni con una línea intravenosa y un catéter. Quieren saber si queremos que sigan con ayuda médica o si sólo lo mantienen cómodo.

En una llamada de conferencia con Cindi y mi pastor, dimos permiso de que un nefrólogo (especialista de riño) hiciera algunos exámenes en la mañana para tener más información antes de hacer nuestra decisión.

4 de agosto (Cindi)

Pues, el resultado del examen de tomografía computarizada (CT Scan) mostró que no hay obstrucción en sus riñones. Es verdaderamente insuficiencia renal. Hoy me dijo la enfermera que desde anoche, mi padre ya no puede tragar su comida. No parece estar al tanto de su propio cuerpo.

Mi madre hizo la decisión de terminar el tratamiento y mi padre va a recibir cuidado para estar cómodo—medicamento para dolor únicamente. Van a empezar esto en el hospital, pero quizá lo muevan a un establecimiento de hospicio, dependiendo cuanto dure. Esta tarde, mi madre le pidió a una amiga que la llevara al hospital para verlo. Por favor manténganlo en sus oraciones.

4 de agosto (Cindi)

Les explicaba a mis hijos porque iba a Tennessee (para despedirme de mi padre), y yo estaba llorando. Charlie, mi hijo de seis años dijo, "¿Por qué están llorando todos si él se va ir al cielo?" Charlie sabe que yo no estoy muy segura lo que yo creo, pero él sí está muy claro en lo que cree él.

6 de agosto (Miriam)

Ambos, mi hijo y mi hija, llegaron ayer con una hora de diferencia. A Papá (Chuck) lo van a transportar a un hospicio que está en una ciudad cercana. El personal de *Clarity Pointe* va a empacar y enviar las pertenencias de Papá a casa.

La familia se está reuniendo. Mientras tanto, yo me tomo una siesta y me alimento como "princesa" que a veces pretendo ser. ¡Ha! Cindi había planeado conducir a Dearborn, MI a una reunión de *high school,* y mi hijo Chuck y yo la animamos a que fuera. Ya se despidió de su padre.

7 de agosto (Miriam)

Mi hijo Chuck y yo recibimos una llamada del hospicio pidiéndonos que fuéramos hacia allá. Fuimos y estuvimos con Chuck como por 45 minutos antes de que falleciera. Él ya está en un lugar mucho mejor. Gracias a todos los que han estado con nosotros en persona y con sus pensamientos y oraciones.

Una amistad me preguntó que si como estaba afrontando la muerte de Chuck, le contesté que en realidad, mi esposo empezó a dejarme desde el 2008 cuando fue diagnosticado con Alzhéimer. Él había estado fuera de la casa por los últimos seis meses. Ahora yo descanso sabiendo que Chuck está en el cielo con un cuerpo que no sabe de ninguna enfermedad.

15 de agosto (Miriam)

Tuvimos un servicio conmemorativo en nuestra iglesia, Cristo Luterano, donde a través de los años, Chuck sirvió como tesorero y presidente del concilio. Él también era muy activo con la música de *barber shop* por muchos años.

Chuck era un participante activo en *Vía de Cristo* en Michigan y en Tennessee. El despertaba cada día con un sentido de gratitud, y vivió una buena vida. Él y yo estuvimos casados por 52 años.

17 de agosto (Miriam)

Una buena amistad se está quedando conmigo por una semana. Nos hemos ocupado de los certificados de defunción, el Seguro Social, el banco, y el seguro de vida. También fuimos de compras para ropa nueva, --talla 10.

2 de septiembre (Miriam)

Hoy por la tarde tuve una cita de seguimiento con mi radiólogo. Me hizo un examen muy completo, y me dijo que había leído todos los reportes y no veía cáncer.

Mi lengua todavía está inflamada y todavía hay llagas en mi boca. No puedo tragar nada. El médico me dijo que tuviera paciencia. Quizá sea un mes o más antes de que haya mejoramiento significante.

3 de septiembre (Miriam)

Pues, tomé otro paso hacia vida normal. La enfermera que me visita en casa está de acuerdo conmigo de que ya se me dé de alta.

Eso quiere decir que ahora yo puedo conducir e ir a donde sea.

Aprecio mucho toda la ayuda que se me brindó para ir a todas mis citas y otros lugares, pero ahora me emociona poder hacerlo yo sola como lo hacía antes. Mi cabello ya está saliendo, y no, no me está saliendo rizado.

13 de septiembre (Miriam)

Mi agenda está llena de actividades divertidas. He estado sacando yerba una hora a la vez. Mi concentración está mucho mejor, y puedo leer de nuevo.

19 de septiembre (Miriam)

Hemos planeado un servicio para las cenizas de Chuck en el Columbario de la Iglesia Luterana Cristo. Me estoy ajustando a mi nueva vida y le doy gracias a Dios por muchas cosas.

2 de octubre (Miriam)

El tiempo se ha puesto algo fresco, de manera que fui de compras a comprar suéteres, blusas de manga larga, un abrigo, y una chamarra ligera.

Vi a mi médico de primer cuidado quien me revisó, ordenó análisis de sangre, y me dio una inyección para *hierba venenosa* que ni vi cuando trabajaba en mi jardín. Mi boca todavía se siente incómoda pero mejor que lo que estaba.

Hace varios días leí un párrafo en un devocionario de "*The Upper Room*" que decía lo que ha estado en mi corazón. Hice una paráfrasis e incluí mi nombre.

"Hoy damos gracias a Dios por Miriam. Ella ha perdurado grandes pruebas—pero no sola. Mucha gente ha ayudado, animándola con rezos, y asistencia oportuna. Ahora, Miriam sonríe con felicidad y confianza. Dios, su compañero constante, hizo milagros de amor y sanación. Dios fue y es una presencia real en la vida de Miriam."

12 de octubre (Miriam)

La semana pasada fue bastante interesante. Hice una cita para un examen de audición, y éste mostró que mi oído izquierdo estaba algo dañado por la radiación, pero mi audífono puede ser ajustado. El médico me dijo que ya había vendido su práctica y consultorio, y se iba a jubilar a la edad de 50 años.

Después fui a mi examen anual con mi dermatólogo. Ella ya no está haciendo exámenes; sólo cirugías. Por lo menos tuve unos momentos con ella para darle las gracias por haber diagnosticado el cáncer de la lengua. Fui presentada al nuevo médico y pasé el examen.

Después llegué a la oficina del oculista donde Chuck y yo éramos pacientes regulares. Nomás había un carro en el lugar de estacionamiento. Mi oftalmólogo se había jubilado hace dos semanas. La mujer quien ajustaba los lentes en la oficina contigua, había muerto hace un año.

Es difícil creer que cuatro de mis médicos profesionales han cambiado por una razón u otra. Todo esto sucedió en el año de mi cáncer.

Para hacer que el día se sintiera mejor, paré a ver los coches nuevos, y decidí en un *Ford*

Escape del 2016.   Tenía dos coches que entregar.

Como si eso fuera poco, vi a mi oncólogo y me dijo, "Estás libre de cáncer."   El ordenó un examen de tomografía por emisión de positrones (PET) con una cita de seguimiento para el 23 de octubre.   También escribió una orden para que empezara terapia de tragar. Estoy lista.   Estoy agradecida que tengo la fuerza emocional y física para tratar con esto.

23 de octubre (Miriam)

El otoño ya está aquí y está cálido.   Las preciosas hojas se están cayendo demasiado rápido—necesito más tiempo para contemplarlas.   He podido mantener el rastrillarlas.   Gracias repetidas veces a mis amistades y mi familia por el apoyo y el amor que me han brindado.   Mi amor para todos ustedes, Miriam.

A mediados de enero, 2016 (Miriam)

Mi lengua aún está inflamada, pero no tanto como lo estaba. He estado hablando por un par de meses, pero sólo por un corto tiempo. No toma mucho para que me empiece a doler la garganta. Si canto, empiezo a chirriar.

Acabo de regresar de mi cita con mi terapeuta de tragar. Pude tomar y tragar un poco de comida de bebé de plátano y un poco de néctar espeso. Esto no es para nutrición, sino para ejercicio del área y para volverme a acostumbrar al procedimiento de tragar—algo que antes hacía automáticamente.

La semana pasada vi videos de radiología de mi proceso de tragar, y todavía muestra bastante inflamación en el área, pero todo está trabajando bien. Le doy gracias a Dios por los médicos expertos que están disponibles, y por rezos continuos.

Soy bendecida.

3 de mayo del 2016 (Miriam)

La semana pasada vi a un especialista quien después de discutirlo, va a hacer arreglos para que se me coloque otro tubo de alimento más grande en el estómago para disminuir la fuga que estoy experimentando.

¿Pues, creen que ahora la fuga casi ni existe. No he hecho nada diferente, ¿qué está sucediendo?

Entonces se me vino la idea. ¡Después de que mandé el mensaje, muchas de ustedes empezaron a rezar...sabiendo por que rezar! ¡Y trabajó! ¿No me sorprende, pero porque debería sorprenderme? ¡Ha!

Llamé al especialista esta tarde, y cancelé el procedimiento y me aseguraron que podía volver a iniciarlo si era necesario.

Otras buenas noticias: Empecé a "comer" la semana pasada. Dos veces por la tarde comí gelatina, pudín de chocolate y vainilla y todo estuvo bien.

Al día siguiente comí gelatina de fresa, pudín de pastel de queso, y todo pude tragar con facilidad. Sin embargo, esa noche revisé el azúcar en mi sangre y estaba bien alta. Muy alta. Me "traté con insulina y por la mañana ya estaba normal.

No he comido nada desde entonces. Voy a hacer una cita con mi nutricionista para que me guíe a través de este siguiente paso—que debo comer, y si debo disminuir los alimentos por el tubo de alimentación, etc.

Este es mi aviso de buenas noticias. El primero de mayo fue el aniversario de un año de mi último tratamiento de radiación, y puedo ver hacia atrás los gigantescos pasos positivos que he hecho. Todavía tengo bastante que transcurrir, pero se siente que lo que falta va a ser "costa abajo" y más rápido y más fácil ahora.

Gracias a todos y que Dios nos continúe bendiciéndonos, Miriam.

22 de mayo de 2016

Hoy fue un gran día para mí.

Primero una pequeña lección de historia:

Cuando era niña en nuestra iglesia tenía la Sagrada Comunión solo 4 veces al año, y uno tenía que anunciar su intención para comulgar la semana previa. Todo era muy especial y lleno de asombro. Cuando terminé mis clases de confirmación, estaba llena de júbilo.

Ahora celebramos este Sacramento cada semana, y yo sé las razones por el cambio y estoy de acuerdo con ellos, pero a veces extraño la reverencia que experimentábamos.

Por mis problemas de salud, no he comulgado por más de un año. Sé que se me quiere completamente, y que mi salvación está asegurada por Él. Sin embargo ha habido un vacio.

Hoy pude ir a la mesa del Señor y comí y bebí. Fue animada con el viejo sentido de reverencia y gratitud. Casi como la primera vez que comulgué hace 62 años.

¡Alabado sea Dios!

El himno en la siguiente página me dio consolación a través de mi tratamiento.

Sanador de Todos Nuestros Males

"(Refrán) Sanador de todos nuestros males, luz de cada
mañana, danos paz más allá de nuestro temor y esperanza más allá de nuestro pesar.

Tú que conoces nuestros temores y tristeza, danos
la gracia de tu paz y júbilo. Espíritu de toda comodidad, llena nuestros corazones.

En el dolor y la alegría, contemplando cómo tu gracia aún está desarrollándose, danos toda tú visión, Dios de amor.

Danos la fortaleza de amarnos uno a otro, cada hermana, cada hermano. Espíritu de toda bondad, se nuestro guía.

Tú que conoces cada pensamiento y sentimiento, enséñanos toda tu manera de sanar. Espíritu de compasión, llena cada corazón."

Letra y música: Marty Haugen © 1987 publicaciones , GIA, Inc. Todos derechos reservados.

MARGARET

CÁNCER DE SENO

Edad 46 años cuando fue diagnosticada

MARGARET PHALOR SCHROF BARNHART
CÁNCER DEL SENO

enero de 1987

Sentí un bulto cuando me duchaba un viernes por la noche. En ese momento, la anticipación de divertirme en la fiesta de cumpleaños de mi amistad disminuyó.

¿Debería llamar al médico el lunes? De seguro estoy sobre reaccionando. Si me espero varias semanas quizá se desaparezca. El socializar en la celebración fue estropeado con tres viajes al baño para palpar el bulto que todavía estaba allí.

Después de una mamografía y un curso de antibióticos para una posible infección de de las glándulas mamarias, el bulto todavía estaba allí y me refirieron a un cirujano. El presionó mi seno y encontró dos bultos más, e hizo una biopsia con una aguja en los tres bultos. Me llamó para decirme que uno de los bultos parecía ser canceroso.

A la edad de 46 años esta información puede ser abrumadora y la guardé en mi mente y me fui a mi clase de terapia artística. Era imposible no pensar en ello, pero no les dije nada a mis compañeros.

Durante mi cita con el cirujano, él me dijo que necesitaba una mastectomía. Pregunté por qué no una lumpectomía de la cual había leído recientemente. Él me respondió que la mastectomía se ha hecho desde los años de 1800 y es el tratamiento mejor. ¡¿Qué?! ¡Pero estamos en 1987!

Quería una segunda opinión y pregunté a varias personas a quién recomendaban. Fui a una ciudad más grande y hablé con otro cirujano, él me dio buenas razones para tener una mastectomía. El basó su opinión en el tamaño del bulto (tumor), el tamaño del seno, y el local del bulto (tumor).

Ahora comprendía más, y estaba preparada para firmar el consentimiento para que mi cirujano original hiciera la mastectomía. Pero primero tenía que decidir qué hacer con "Días de Conciencia Para los Minusválidos." Yo había organizado un día en mis dos escuelas primarias que iba a involucrar a todos los estudiantes de los grados 1 a 5.

Esto requería poner estaciones en el gimnasio e incluir a padres como voluntarios. La semana anterior había ido a las clases para preparar a los estudiantes para lo que iban a experimentar. Mi decisión fue de seguir adelante con el proyecto.

Después de la mastectomía me divertí al pensar que una de las actividades para los niños requería que hicieran algunas actividades con una mano amarrada atrás. Después de la cirugía me vi forzada a usar mi mano izquierda cuando mi mano derecha es dominante.

A los médicos les preocupaba que hubiera pasado tanto tiempo antes de la cirugía, pero era importante para mí procesar y comprender lo que iba a experimentar, y sentirme lista. Ahora, los cirujanos generalmente están de acuerdo que no es necesario apresurar esta decisión.

Yo sabía muy poco acerca del cáncer del seno, y a la edad de 46 años, nadie de mi familia o mis amistades había tratado con esto. La diferencia entre entonces y ahora es gigantesca. Hoy los listones rosa son prominentes, y las personas que son diagnosticadas se sienten libres para contar su historia en televisión, en libros, y en películas.

Los centros de cáncer y los grupos de apoyo proporcionan dirección al paciente. Mucho ha cambiado desde 1987. Con el acceso al *Internet,* una mujer puede adquirir mucha información que ella después puede discutir con el personal médico. Algunos hombres son diagnosticados con cáncer del seno y el *Internet* les puede ofrecer apoyo a ellos al igual que mujeres.

Una mastectomía es un proceso donde el cirujano hace una incisión y saca el tejido del seno. (Yo pensaba que lo amputaban.) El médico preserva el pezón si es posible. Los nervios y los músculos son preservados en lo que se puede. Normalmente el médico quitará uno o más de los ganglios linfáticos de las axilas para que puedan ser evaluadas y se determine si el cáncer está presente allí. Si así es, hay la posibilidad que el cáncer se haya desparramado a otras partes del cuerpo. La incisión es cerrada y tubos de drenaje son colocados.

Si una mujer ha escogido reconstrucción, un cirujano plástico estará presente para iniciar el proceso antes de cerrar la incisión. Un número de opciones están disponibles y él/la paciente es aconsejado/a de explorar todas las posibilidades. El cirujano quería radiografías del área del seno. Al final del año, decidí no hacerme la reconstrucción por tres razones—el dolor, la ausencia de sensación en los nervios del pezón, y me había ajustado bien a mi prótesis.

marzo

El descubrimiento del tumor, la mastectomía, el diagnóstico de cáncer y el inicio de la quimioterapia todo empezó con un choque emocional.

El ciclo de pesar había empezado—no una vez, pero cuatro veces, en el transcurso de un mes. Primero fue el descubrimiento del bulto (tumor), segundo fueron los resultados de la biopsia, tercero la mastectomía, y cuatro, la quimioterapia.

Experimenté la gama complete de emociones a través de cada ciclo de pesar hasta que alcancé resolución. Me tomó mucho tiempo. Mis pensamientos y mis emociones eran como una pelota de balonmano, no sabía de qué dirección llegaría la pelota. Un ciclo de pesar no es linear. Este ciclo bota de lado a lado, y unos sentimientos permanecen por largo tiempo y otros aparecen y desaparecen y luego regresan. El choque usualmente está en el primer ciclo. También habrá incredulidad, confusión, negociación, y coraje (el coraje seguido es experimentado como depresión) y toda la gama de sentimientos apilados de forma desigual uno arriba del otro.

La depresión probablemente fue lo más difícil para mí, y permaneció por largo tiempo. Busqué en mí fe y en mis creencias religiosas. Gente que ha sido diagnosticada con enfermedades que amenazan la vida a menudo preguntan, "¿Por qué yo? Yo me preguntaba por qué, "¿por qué no yo?" Tengo un grupo de apoyo, facilidades cercanas, y beneficios de seguro muy buenos.

Diferentes amistades tenía diferentes destrezas, sabiduría, y comportamiento y yo acudía a la persona que necesitaba, en ese momento, por su ayuda. Años después, cambios en mi vida personal, consejería profesional, y los medicamentos me sacaron de la depresión.

Yo no compartí con nadie acerca de esos sentimientos abrumadores. En vez de eso, extendí hasta la profundidad de mi alma y me expresé escribiendo estilo libre, poesía y dibujo—usualmente como a las 2:00 de la mañana cuando no podía dormir.

Cuando mi padre fue diagnosticado con la enfermedad de *Hodgkins* cuando el andaba en sus 30s (años), el médico le dijo que tenía cáncer y que los resultados, aunque no conocidos, no se veían muy buenos.

El médico se reunió con mi madre y le dijo que se preparara para la muerte de mi padre. Yo tenía ocho años y sentía la tensión aunque no sabía la causa.

El mejor tratamiento en ese tiempo era la radiación utilizada para matar las células cancerosas. Trabajó y mi padre vivió una vida completa. El cáncer volvió en la forma de linfoma cuando el andaba en sus 70s.

La última vez que lo vi fue en la cama de un hospital con tubos entrando y saliendo de su cuerpo. Había estado recibiendo quimioterapia por un año, pero ya no era bastante fuerte para eliminar el cáncer. Mi padre y yo tuvimos una conversación casual, y él murió varios días después. Siempre lamentaré que él y yo no hablamos de su muerte inminente. Quizá era demasiado difícil para los dos.

No fue hasta me diagnostico de cáncer que mi madre me dijo la historia de lo que sucedió cuando yo tenía ocho años. El mensaje que escuché ese día fue, "No hables de ello (del cáncer)."

Lo que sigue incluye algunas de la poesías de estilo libre durante me cáncer en 1987. Están enfocadas en la quimioterapia.

[Las palabras en letra cursiva son de "Journey Unknown" (Viaje Desconocido) 2nda Edición 2012, Enfocándose en el Aspecto Emocional de Cáncer, Mastectomía y Quimioterapia.]

(La Paradoja)

El cáncer es una enfermedad que amenaza la
vida.
La gente muere de cáncer—
    muchas mujeres, muchos hombres.
El tener cáncer no quiere decir que
Yo voy a morir de cáncer.

Abril (La crisis de quimioterapia)

'Buenas noticias' dijo el cirujano.
'Los ganglios linfáticos están bien, lo cogimos
todo.'

'No muy bien', dijo mi internista, al explicarme
que para mi tipo de cáncer yo necesito por lo
menos seis meses de quimioterapia.

Pero odio tener que experimentar náusea, y no
quiero que se me caiga el cabello.

Mi padre perduró el tratamiento por un año
antes de morir.

Temo los químicos. ¿También le temo a la
posibilidad de morir?

Mi hijo y yo estamos trabajando en un rompecabezas en la mesa del comedor la noche antes de mi primera infusión de las drogas de quimioterapia. Él cursaba su último año de *high school*. Le dije que no tenía pensado morir de cáncer. Él me dijo que posible me atropellara un carro al ir a mi última infusión. A través de mis lágrimas, me reí.

Al regresar a casa, anticipé la nausea, el vómito y la debilidad, de manera que me llevé un balde a me recámara y me recosté en la cama, y me cubrí con un edredón. Esperé—por una hora. Nada sucedió. Esperé por otra hora. Nada sucedió De manera que me levanté, guarde el balde, y empecé a hacer la cena.

abril (temor y lágrimas)

Escúcheme doctor, comprenda mis lágrimas.
El dolor de perder un seno ha disminuido.

El temor de la quimioterapia y los efectos
secundarios
desconocidos me inmovilizan.

Píldoras que tomar y mi primera terapia intravenosa.

A media noche me siento—con temor de dormirme. Quiero permanecer despierta, para saber que estoy viva. Tres semanas de quimioterapia y estaba experimentando fatiga. Mi esposo me informó que había un espectáculo de patinaje sobre hielo en el pueblo y que habíamos decidido asistir.

Me fui a duchar y un rápido lavado del cabello me puso de rodillas. Tenía un puñado de cabello. Lo esperaba, pero no todo a la vez. Tenía un puñado de cabello. Era una impresionante incredulidad y era un conocimiento simultáneo que no se me había perdonado este efecto secundario. Las lágrimas corrían por mis mejillas mientras estábamos sentados en la obscuridad del espectáculo de patinaje sobre hielo.

Yo vivía en un pueblo chico en Ohio con mi esposo y un hijo que cursaba el último año de *high school*. Nuestro hijo mayor vivía en una ciudad más distante. Antes de la mastectomía, yo trabajaba en una escuela primaria como consejera en una ciudad más grande a treinta millas de distancia.

Aunque me conducía a la oficina del médico para conseguir mis terapias intravenosas de quimioterapia, no me era posible conducirme a mi escuela. Aunque podía llegar a la escuela con seguridad, los efectos de la quimioterapia, especialmente la debilidad y la falta de concentración, me impedía trabajar.

Nadie que yo conocía había experimentado una mastectomía o quimioterapia (salvo mi papá). El tomar este viaje es temeroso y solitario. Ya casi no tenía cabello, eso fue la primera señal pública de mi tratamiento.

Cuando fui a comprar una peluca, seleccioné una similar a mi cabello natural y su color. No sabía que la podía lavar, cortar, y peinarla, así que nunca se vio bien. Sin la peluca, mi cabeza se sentía fría, y con la peluca, mi cabeza se sentía caliente. Las opciones para cubrir la cabeza no existían en 1987.

mayo (tres reflexiones)

Me miro en el espejo. ¿Quién soy?
En la reflexión veo una cabeza con cabello rubio
y rizado.
Salgo al mundo, sintiendo la peluca cubriendo
mi cabeza, preguntándome quien lo nota. Estaba
fingiendo
confianza en mí misma, tratando de olvidar.

Veo en el espejo. ¿Quién soy? En el
reflejo veo una mujer anciana con cabello ralo.
Al contarlo a otros es como cabello de un bebé,
y trato
de negar mis pensamientos reales, los
pensamientos de una
anciana.

Me veo en el espejo. ¿Quién soy ahora?
En el reflejo, veo un cubrimiento.

Sintiendo que mi cabeza está helada en la
comodidad
de mi casa, yo agrego una bufanda la cual ofrece
más calor
y esconde la realidad.

Una bufanda, un símbolo más que tengo cáncer.

mayo (VIVO AL DÍA)

¿He dejado de pelear—porque me he dado por vencida?--¿me he rendido?

No. Es más como darme por vencida.
Hay demasiado fuera de mi control.

Acepto lo que es. Viviré para hoy.

No puedo agregar un día a mi vida.
Haré lo que pueda por el momento.

mayo (CONTROL)

He perdido control. Sufro.

Aún así, siento una corriente de una fuente espiritual que va dentro de mí e irradia hacia otros, profundizando en sentido mientras viaja, continuando en su movimiento hacia mí y dándome sentido a mi vida.

Pero, ¿qué controlo?

Acontecimientos inesperados causan cambio:
físico, emocional, mental, espiritual, y social.

¿Qué me controla? (¿O, Quién me controla?)

Noten la diferencia entre la primera línea y la última. Cuando digo que, "He perdido el control" es egocéntrico y expresa mi pensamiento que ya en realidad tenía control de mi vida.

Sin embargo, el cáncer me enseñó que no está dentro de mí poder controlar mucho de lo que está sucediendo. Yo pudiera escoger con respeto a mi tratamiento y a escoger médicos, o pudiera rechazar tratamiento.

Yo a menudo pensaba en la posibilidad de morir en vez de entrar en remisión. Le pedí a Dios que me hablara, pero no era buena para escuchar. Descuidé buscar y sentir Su consuelo.

Mis creencias Cristianas estaban enterradas en algún lugar dentro de mí, pero sólo podía acercarme a Dios, mi Creador y sostenerme firmemente a Él. Algunas personas me dijeron que estaban rezando por mí y eso se agradecía. Otras enviaban tarjetas que expresaban su apoyo.

Yo creo que cada persona a quién se le da un diagnóstico de cáncer piensa en la posibilidad de morir, o el proceso de morir. Los médicos tratan de contestar la pregunta, pero la realidad es que ellos verdaderamente no saben. Existen demasiados variables.

Como pacientes nos preguntamos si la muerte es inminente, y cómo podríamos experimentarla. Vendrá rápidamente o se tardará mientras continuamos con varios tratamientos?

(El hospicio es un servicio maravilloso cuyos beneficios se consideran si se piensa que el paciente va a morir dentro de seis meses. La organización ofrece una variedad de ayuda, no sólo al paciente, pero a la familia también.)

¿Existe otra vida en algún lugar que Dios creó? ¿Es el cielo? ¿Otro Jardín de Edén? ¿Otro planeta? Yo creo que Jesús fue el hijo de Dios quien murió por los pecados de la humanidad. Yo creo que el Espíritu Santo existe para consolar y guiarme. La gracia de Dios está disponible para todo aquel que le pida al Señor que entre a su vida. La vida eterna es el regalo.

Ahora yo comprendo más acerca de la Biblia y estoy impresionada con la historia, y las profecías que se hicieron realidad siglos después.

¿Si la gente no cree en Dios como el Creador de la vida, entonces cómo figuran la muerte? Sabrán que murieron? Se volverán polvo o cenizas sus cuerpos sin más conocimiento o entendimiento—sólo no más yo? ¿Están aquí y luego no están?

Pablo escribe en II Corintios (Capítulo 4:16-18)

"Pues, no nos vamos a dar por vencidos. ¿Cómo pudiéramos hacerlo? Aunque seguido por fuera parece que todo se nos está desmoronando, por dentro, donde Dios está haciendo una nueva vida, no pasa día sin su gracia relevante. Estos momentos difíciles son pequeños comparados con los buenos momentos que vienen, la esplendida celebración preparada para nosotros. Hay mucho más de lo que parece. Las cosas que vemos ahora están aquí hoy, e ideas mañana. Pero las cosas que no podemos ver ahora permanecerán para siempre.

The Message (El Mensaje) (MSG) Copyright (Derechos de autor) ©, 2002 by (pro) Eugene H. Peterson

Pienso en mi familia y como van a seguir sin mí. Me siento triste al pensar en ellos. ¿Cuánto tiempo les tomará el pesar por mí y últimamente alcanzar aceptación? ¿Qué habrán aprendido de mi tiempo en la tierra?

Cuando nació cada uno de mis hijos, tenía entendimiento completo y creencia que Dios había creado este niño. Los humanos no tuvieron la sabiduría ni la capacidad de producir tal ser milagroso e intrincado. Consideren el cerebro y todos los sistemas trabajando en el cuerpo humano. ¡Qué maravilla! ¿Quién en esta tierra puede explicar adecuadamente nuestro universo y la rotación de los planetas, realizando que hay mucho más, más allá de nuestro universo?

El cáncer hace que una persona define la vida—como viene y qué hacer con ella. Yo nunca vi el cáncer y apenas sentí el tumor del tamaño de un guisante que contenía las células cancerosas. Podía haber parado las pastillas y mi terapia intravenosa en cualquier momento, pero me mantuve fuerte para completar lo que había empezado.

Creo que una vez que una persona ha llegado a términos con la muerte, ellos pueden enfrentarse a la vida un día a la vez con más aprecio y determinación.

Cuando empecé la quimioterapia le pedí al médico que me diera la dosis más mínima posible porque mi cuerpo no toleraba substancias fuertes. El dijo que "nó." Me explicó que empiezan con la dosis más fuerte y esperan a ver qué pasa. Lo que pasó fue que mis células blancas dictaron la necesidad de reducir la cantidad de las drogas por 50%. ¡Eso fue lo que le dije!

Pensé que según fuera tomando la quimioterapia iba a ser más fácil. No fue así. Con cada dosis, mi cuerpo se rebelaba más. Debilidad, concentración, la vista borrosa, dificultad con encontrar la palabra correcta y luego la fatiga me consumían. Me parecía que estaba viendo a través de la niebla.

Al fin de mayo, quería volver a mi trabajo como consejera de escuelas primarias por lo menos por una semana. Quería conocer a los alumnos de quinto año para prepararlos para la transición al siguiente nivel (middle school). Trabajaba en dos diferentes edificios con un total de seis clases de alumnos de quinto año.

Siempre recordaré cuando a la mitad de mi presentación en uno de los salones de clase un niño se paró y se fue a la parte trasera del salón de clase. Cuando le pregunté que si que estaba haciendo (con voz de profesora) él respondió que me veía tan cansada que había ido a traerme una silla.

¡Caray! Qué regalo tan inesperado que para siempre apreciaré.

julio

Han pasado cuatro mese desde que empecé la quimioterapia. Voy más que la mitad de mis tratamientos, y siento alivio y un sentido de satisfacción. Sin embargo, la depresión una vez más se presenta en mí.

Ahora temo que el tratamiento para este cáncer nunca va a terminar o que un nuevo cáncer puede ser descubierto y eso va a empezar otro curso de quimioterapia.

julio   (¿ES CÁNCER?)

Una tos, un destornudo. ¿Es normal?
¿O, es un efecto secundario de la
quimioterapia?
¿O es cáncer?

Un dolor de cabeza diferente a otros.
¿Es congestión de sinusitis o es un efecto
secundario de
la quimioterapia?
¿O es CÁNCER?

Un lunar que no tenía importancia antes del
diagnóstico de cáncer, ahora se ve sospechoso;
aún así demasiado
insignificante para mencionarlo.

Siempre una preocupación. ¿ES CÁNCER?

¿Voy a pensar así por el resto de mi vida?
¿O, después de que termine la quimioterapia,
podré relajarme?

La pregunta sin respuesta aún permanece--¿tuve
CÁNCER? ¿O tengo CÁNCER?

Nota:

Mi internista gestionó mi quimioterapia como no estaba disponible en ninguna otra parte en mi pequeño pueblo además del hospital. Podía conducirme a su oficina y de regreso a la casa, y me sentía satisfecha de que estaba recibiendo buen cuidado. Una semana el médico iba a estar fuera de la ciudad e hizo arreglos para que recibiera mi infusión en el hospital.

Lo que pasó fue totalmente una locura, considerando que yo me había conducido al hospital. Me tuve que poner una bata de hospital, meterme en una cama y tener un brazalete de identificación puesto en mi muñeca. Alguien reviso mi historia médica conmigo. La enfermera tuvo problema al encontrar mi vena—mi brazo izquierdo era usado exclusivamente para sacar sangre y quimioterapia por los ganglios linfáticos que habían quitado de mi axila.

Los cargos del hospital eran ridículos. La siguiente vez que vi a mi internista, le di una lista de mis quejas. Dentro de unos meses mi internista había empleado a alguien que administrara la quimioterapia allí en su oficina.

Compartí con él, "¿Es Cáncer?"

Su respuesta fue admirable. Simplemente me dijo, "Muéstrame el lunar."

Esta fue la segunda poesía que compartí con él. Me preguntó si tenía más, y si tenía, si podía verlos. Con mucho orgullo le llevé el resto de lo que había escrito.

Varios días después me pidió que viniera al fin del día. Nos sentamos y me dijo que partes de la poesía eran especialmente significante para él.

Él se sorprendió de todos los efectos secundarios de la quimioterapia de los cuales escribí y me dijo que yo nunca había compartido con él y unos de los cuales nunca había oído de sus otros pacientes. Él me dijo que tenía que publicar lo que había escrito e ilústralo.

Entonces, me dijo algo de lo cual he pensado a menudo.

"Ahora yo debo de ponerme mi manto de nuevo para poder ser tu médico." Yo comprendí. El había visto lo de adentro y las parte emocionales de mí las cuales no podía durar de manera que para permanecer imparcial él tenía que volver a su papel de internista.

Agosto (MECERIAS DE LA QUIMIOTERAPIA)

La quimioterapia me afectó el sentido de sabor (gusto), un sabor metálico como papel de aluminio. Hice lo mejor que pude cuando estaba evitando la sal y especies. La sandilla era mi comida favorita.

Los sonidos fuertes enviaban escalofríos por la espalda; especialmente el cargar y descargar la lavadora de trastes, el quebrar el hielo de las charolas, hasta revolver el azúcar en el té helado.

El sentido del TACTO se sentía entumecido.

El sentido de VISIÓN era un problema mayor. Era como ver a través de neblina. Por la noche, las luces eran fluorescentes. Leer era difícil porque requería mucha energía y concentración.

Tenía problemas al HABLAR. Pronunciaba con dificultada y luchaba para organizar mis pensamientos.

Los MÚSCULOS en el área de la cirugía estaban tensos y acalambrados.

La quimioterapia me causó entrar en la menopausia. La TEMPERATURA DE MI CUERPO saltó de estremecerme de frío a un calor estilo volcánico, y así sucedía intermitentemente día y noche.

Y luego el CANSANCIO – no podía estar recostada bastante tiempo.

agosto (EL SEXTO MES)

Ayer pensé que me moría—
--muriéndome de cáncer del cerebro
--mientras esperaba los resultados de la tomografía computarizada (CT Scan)
--por dolores de cabeza que por dos meses van y vienen.

Conozco a alguien quien acaba de morir de cáncer del cerebro.

El esperar un diagnóstico puede aparecer como una eternidad.
¿Hago planes para la semana entrante, el mes entrante?
¿Está cancelado el futuro—o por lo menos pospuesto?

¿Temo a la muerte, o temo perder la vida o la calidad de vida a la cual he estado acostumbrada?

Hoy (en un domingo) me llamó mi médico. Mi examen de tomografía computarizada (CT Scan) resultó normal—la causa de los dolores de cabeza desconocida.

Los dolores de cabeza ahora no parecen importantes. Células cancerosas no son la causa. Continuará para siempre este temor al cáncer, una maldición que soporto sin descanso.

Mediados de agosto (EL SEXTO MES)

El final está a la vista.
Han pasado cinco meses, falta uno
Sin embargo, cada vez que digo "el fin," temo.

Temo la posibilidad
--la posibilidad de células cancerosas que no sabía que existían,
--multiplicándose en mi cuerpo inafectadas por medicamento,
   Y la posibilidad de necesitar más quimioterapia.

Temo la muerte a causa de cáncer—la posibilidad, una posibilidad que no acepté antes.

¿Cómo puedo sentirme animada y aliviada acerca del último tratamiento de quimioterapia cuando no hay garantía que éste siempre va a ser el último tratamiento?

septiembre

El final de los tratamientos de quimioterapia no me regresó a ser la persona que era antes del diagnóstico de cáncer del seno. Mi cabello ya estaba saliendo de nuevo, pero mi energía todavía era un gran problema. Tuve tiempo de sentarme con un cuerpo que no podía seguir, y una mente que no podía parar y la necesidad de tener un sentido de control.

Hace años mi madre me había regalado un proyecto de punto que sólo esperaba aguja y estambre. Empecé a trabajar en él y porque los agujeros eran grandes y yo podía insertar la aguja a través de ellos. Esto si podía controlar.

La imagen era de pingüinos caminando a través de un arcoíris, negro y blanco, convirtiéndose en color y así cambiando.

Yo también estoy cambiando.
Nunca podré ser la misma.

Muchos años han pasado desde mi diagnóstico de cáncer del seno. El lado derecho de mi pecho es un recordatorio constante al ver la cicatriz.

Mis raíces espirituales me han dado algo de que aferrarme cuando luchaba con problemas de control. Una y otra vez. Me sometía a Dios, y me retiraba y trataba de hacer las cosas a mi manera.

Si hubiese enfocado mi atención en el Salmo 23, un salmo de David, quizá me hubiese ayudado a salir de los problemas de control y la depresión. Me hubiese beneficiado si hubiese leído el salmo todos los días. Sito de la Biblia Contemporánea en Inglés. Se usó con el permiso de la Sociedad Americana de la Biblia, Derechos de Autor (Copyright) © 1995

Salmo 23 El Buen Pastor

"Tú, Señor, eres me pastor
Nunca tendré necesidad.
Tú me permites descansar en el césped verde.

"Tú me guías por arroyos de agua pacífica,
Y tú refrescas mi vida.
"Tú eres real a tu nombre,
Y tú me guías
a lo largo de las veredas correctas.
Quizá camine a través de valles"
Tan obscuros como la muerte,
Pero no tendré temor.

"Tú estás conmigo,
Y tu varilla de pastor
me hace sentirme segura.

"Tú me llevas a un banquete,
mientras mis enemigos observan
me honras como tu invitada,

"Y tú llenas mi copa
hasta que se derrama.

"Tú bondad y amor
siempre estarán conmigo
cada día de mi vida,
y viviré por siempre
en tu casa, Señor."

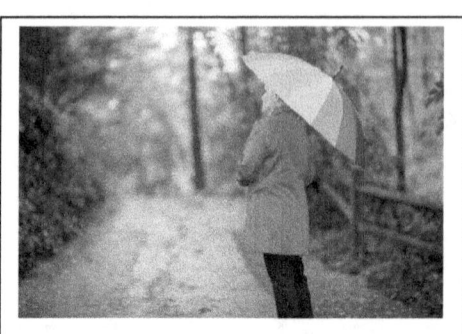

Posdata

Todos sabemos que hay la posibilidad de reaparición de cáncer en la misma área o en otra parte de nuestro cuerpo. Ambos, Jack y Linda han vivido con esa verdad.

En cualquier caso, nos enfrentamos a este nuevo diagnóstico con muchas
de las mismas emociones. En relación de las opciones de tratamiento quizá
encontremos algo nuevo y un tratamiento más acertado que pueda atacar al
cáncer mejor.

Una vez más, conocimiento y diagnóstico temprano ofrece al paciente
la mejor oportunidad de sobrevivir y aprender a vivir con cáncer.

Tratamientos alternativos no han sido discutidos en este libro, pero están ampliamente disponibles y deben de ser investigados.

Sitio "web" del autor:

www.margaretbarnhart.com

correo electrónico: margeb730@cox.net

PERSONAL ENCOUNTERS WITH CANCER (ENCUENTROS PERSONALES CON EL CÁNCER), 2016

Available from (Disponible en:)
*My website above (Mi sitio "web" dado arriba)
*Amazon Print on Demand (Amazon - imprimido en demanda)
*Amazon Kindle (there is an app for people without a Kindle Tablet)
(*Amazon Kindle – Hay una aplicación para los que no tienen "Kindle Tablet")
*All bookstores (todas las librerías)